人体使用手册

（典藏纪念版）

吴清忠 著

山东科学技术出版社
·济南·

图书在版编目 (CIP) 数据

人体使用手册 : 典藏纪念版 / 吴清忠著 . -- 济南 : 山东科学技术出版社 , 2023.11（2025.5 重印）
ISBN 978-7-5723-1829-0

Ⅰ . ①人… Ⅱ . ①吴… Ⅲ . ①保健—手册 Ⅳ . ① R161-62

中国国家版本馆 CIP 数据核字(2023)第194483号

人体使用手册（典藏纪念版）

RENTI SHIYONG SHOUCE (DIANCANG JINIAN BAN)

总 策 划：胜亚文化
责任编辑：李海英
装帧设计：东村老刘

主管单位：山东出版传媒股份有限公司
出 版 者：山东科学技术出版社
地址：济南市市中区舜耕路 517 号
邮编：250003 电话：（0531）82098088
网址：www.lkj.com.cn
电子邮件：sdkj@sdcbcm.com
发 行 者：山东科学技术出版社
地址：济南市市中区舜耕路 517 号
邮编：250003 电话：（0531）82098067
印 刷 者：上海盛通时代印刷有限公司
地址：上海市金山区广业路 568 号
邮编：201506 电话：（021）37910000

规格： 16 开（165 mm × 230 mm）
印张： 14.5 **字数：** 155 千
版次： 2023 年 11 月第 1 版 **印次：** 2025 年 5 月第 5 次印刷
定价： 48.00 元

鸣　谢

这本书的出版，首先要感谢家人的全力支持：母亲、岳父母和兄弟姊妹的不断亲身体验；妻子的协助校稿；特别是小儿子坤骏，为了支持我的想法，在整个成长期严格地执行早睡的生活规律，并因此拥有一张白里透红的小脸蛋。

同时要感谢指导我学习和研究中医的两位老师费伦教授和陈玉琴女士，以及特别为本书绘制插图的上海著名漫画家郑辛遥先生。

费伦教授是我国著名的科学家[1]，原就职于复旦大学，曾任职于上海市针灸经络研究中心[2]。费伦教授从1993年开始从事经络物质的研究，1998年3月在《科学通报》上第一次发表相关研究成果。这是人类第一次用物理学的方法，从人体解剖方面证实经络确实存在。

1　费伦教授已于2019年5月在上海逝世，享年八十八岁。——编者注

2　上海市针灸经络研究中心成立于2001年，该中心于2014年10月与复旦大学共同组建上海市针灸机制与穴位功能重点实验室，并于2017年3月完成验收正式挂牌。2020年12月接受上海市科学技术委员会第一次评估并获得良好的成绩。——编者注

陈玉琴女士是一位自学成才的推拿师。她从中医古籍中体悟出一套独特的人体逻辑，并运用这套逻辑以及推拿的治疗手法，先后克服了许多慢性病。陈女士很多宝贵的临床经验是我学习中医的最早启蒙知识，也是这本书中部分养生法的基本观念的来源。

初版推荐序

中医是我们祖先留下来的最重要的遗产之一，在过去五千多年间，它为我们的先人解除了无数的病痛。一百多年前，西方的医术、医学涌入中国。中医与西医开始互相碰撞，中医的发展因此受到很大的影响，可以说经历了一段颠簸甚至间或停滞的历史。1949 年新中国成立后，政府提倡中西医结合，中医得到大力支持，中医界相继出现了用现代科学的语言文字阐明治本方面的论述，这使人们了解到中医理论的精髓是尊重人与自然的关系，即天人合一。

进入 21 世纪后，我国跨入人口老龄化阶段，而老龄化带来的最大问题就是慢性病的治疗及保健。在这个时机，这本书的出版有很重要的意义，它提醒我们，中医“治于未病”的自然方法，很可能是未来解决老年人群健康问题的一个重要方向。

我国中医经络研究中的许多重大发展，我是看了这本书后才了解的。这本书中提到的杰出班子的工作成果也提醒了我们，中医现代化不可局限在医学界，应该有更多基础学科领域的科学家参与进来。中医现代化是我们这一代中国人不可推卸的责任，未来揭开中医神秘面纱的也必定是我们中国人。

吴小兰

2005年10月

前　言

小时候的英文课本中，有一则关于国王祈求“点石成金”的故事让我印象深刻，对“点石成金”的执迷是西方早期科学发展最主要的动力之一。相对于西方对“炼金术”的迷恋，中国的大多数帝王则不断地追求长生不老术。这两种不同的动机，推动着东西方的科学走向两个不同的方向。

记得小时候，书本上介绍科学家时，所用图片展示的都是面前放了一大堆瓶瓶罐罐的化学家。在20世纪末期信息技术开始发展之前，大家印象中的科学家大多数也是化学家。西方的医学就是在那样的时代背景下发展起来的，不管是用于检查还是用于治病的药，都是按照化学逻辑和方法而制成的。一直到今天，西方医学中仍然充满了化学科技的影子，甚至可以说西方医学是用化学方法来治病的科学。

中国人追求了几千年的长生不老术，发展出一套独具一格的医疗技术。中医认为人体是一个小宇宙，并据此建立了阴阳五行的理论。近百年来，无论是西方人还是部分中国人，都认为这种阴阳五行的理论没有科学依据，根本就是玄学。

20世纪末和21世纪初，信息网络科技开始成为新科技的象征，几乎人人或多或少地具备一定程度的信息网络科技知识，而信息网络科技中最重要的是系统学。

从现代系统学的观点来看中医的阴阳五行，我们可以发现，原来阴阳五行理论是在那个没有仪器和数据的年代用来描述系统的一种方法。在过去，我们无法找到一个类似的系统利用比拟的方式来解释人体。而在系统学发达的现代，用我们熟知的信息网络系统来解释人体，将是一种使中医更容易被理解的方法。这本书就是试着从这个角度来描述中医理论。和西方医学相比，中医可以说是一门运用系统学原理来治病的科学。

软件是信息科技中最特别的事物，它是人类制造的第一个无法从硬件中用肉眼看到的东西，如果不明白有软件的存在，那么即使直接用解剖计算机硬件的方法也无法证实软件的存在。人体的功能比计算机复杂千万倍，从信息科技的观点来看，人体不可能只有单纯的硬件，必定存在着许多我们无法用解剖学验证的软件。中医学的许多理论和概念，很可能就像计算机的软件一样，永远无法从解剖学中得到验证。

人体是一个非常复杂的系统，人体的维护也极为复杂。医院里的医生在医学院里大多必须读七年，然后又在医院继续学习多年，才能成为一个能够独当一面的医生。而且即便是今日最资深的医生，也有一箩筐的疾病是他束手无策的。

我在花了多年时间研究中医之后发现，各种慢性疾病主要是由错误的健康观念和错误的生活习惯所引起的，是对疾病的错误处理方式导致人体的血气水平不断下降的结果。也就是说，大多数慢性病其实是用错误的方法使用人体所造成的结果。

面对众多无法解决的慢性病，现代医学一味地寄希望于未来某一天能发明新的药物，一举将之克服，这是不切实际的。只有恢复正确的生活习惯，并且用正确的方法处理疾病，使人体的血气逐渐上升，让身体的修复和再生系统发挥作用，人类才更有机会克服慢性病。

最后，需要提醒大家的是，本系列图书仅作为养生保健的健康辅助工具，而不能作为医疗依据。祝大家健康，安乐！

目录
Contents

目录
Contents

目录
Contents

目录
Contents

目录
Contents

第八章　慢性病的调养

目录
Contents

第一章　对现代医学的思考

三个现代医学的现象

●自从 20 世纪 60 年代脊髓灰质炎疫苗战胜了小儿麻痹症之后，这么多年来几乎没有再听到哪种疾病又被攻克的好消息。

●外伤性疾病和传染病以外的各种慢性病，如高血压、糖尿病、尿毒症、红斑狼疮等疾病以及各式各样的癌症，多数只能控制不能治愈。

●多年来不断有医学新科技进展的论文发表，每一届的诺贝尔医学奖也总有人获奖，几乎所有医学科技的最新进展，都预告着明天或将来的某一天，人类有机会攻克某一种慢性病。但是，基于日益进步的医疗水平，**近几十年来那么多不能被治愈的慢性病，目前尚且一种也没能攻克。**

从系统结构来看，人和计算机有
许多基本的架构是非常类似的。

这三个现象说明，现代医学对慢性病的研究仍存在一些问题，不仅是有没有找到新药这么简单，基本逻辑或者根本的发展方向也需要我们做深入思考。

计算机科技的启示

人体的电压是什么

计算机科技是21世纪多数人都能了解的。从系统结构来看，人体和计算机有许多基本的架构是非常类似的。因此，我经常用一个大家都熟悉的个人计算机的例子来说明人体产生疾病的成因。

个人计算机的电源供给器允许电压有上下35%的浮动。因此，一台额定电压为110伏的计算机，70伏是它允许电压额度的下限，也就是说，理论上这台计算机电压为70伏时还可以正常运行（当然品质太差的除外）。当电压下降到60伏时，超过了下限，系统可能会出现问题，假设这时问题出在磁盘驱动器。电压太低的问题不用仪器测量是看不出来的，使用者只能看到计算机显示磁盘驱动器出现了故障。这时工程师应该处理哪个部分？是电源还是磁盘驱动器？答案非常清楚。

在电子工程师眼里，这是一个很简单的笨问题，一个受过基本培训的电子工程师，修理个人计算机的第一步就是测量电源电压，检查电压是否出现问题。等电压调到正常范围以后，再看看磁盘驱动器是不是有问题。多数情形下磁盘驱动器是好的，只要电压正常了，问题也就解决了。

如果相同的情形发生在人体上，就不再是一个简单问题了。磁盘驱动器就像是人体的一个器官，在这个例子里，我们假设是肾脏。用前面电子工程师修理个人计算机的逻辑来思考，问题就大了。第一个问题是，**“人体的电压”是什么**？人体没有电压可以量，就没有证据说明是能量水平有问题，而各种证据又显示磁盘驱动器，即肾脏坏了，当然是修磁盘驱动器了，也就是修理肾脏。于是用上了各种治疗肾脏病的药物，甚至移植一个新的肾脏都无济于事。

由于至今医学上没有任何一个指标是可以用来测量人体能量水平的，从这个角度来说，和电子科学相类比，现代医学还处于“尚未发现电压”的年代。

一切讲究临床证据，不能用还没有经过证实的方法来诊断和治疗疾病，这是西方医学最重要的原则之一。由于人类至今还没有能力拿出证据来证明人体的能量不够，同时又有明显的证据显示肾脏形态或功能异常——在这种情形下，很多医生都会认为这是肾脏的疾病。

然而，医生如果花主要的精力去治疗肾脏，很可能就像上面例子中电子工程师不调整电源电压而直接修理磁盘驱动器的情况一样，是缺乏专业常识的表现。可是，在今天“头痛医头，脚痛医脚”的医学世界里，这样的现象普遍存在。尿毒症之所以成为不治之症也就变得理所当然了。

人体一定比计算机完美

现代的个人计算机具有自我诊断和部分自我修复的功能，而被设计的人体则必定配备着更精密的功能，例如自我修复治疗甚至组织再生的功能。化用一句佛家的话语：“这个创造所赋予的宝贵肉身，原本就万法具足。”

就像计算机的各种强大功能都对其配备有一定的要求一样，人体的各种机能对人体的能量也有一定的要求。当能量下降到一定的水平时，组织的调节、再生能力就大打折扣；再下降到某一水平时，自我治疗能力就失去功效；继续下降的话，废物的排除能力、免疫力和组织再生能力，都会逐一失去功效。

随着科技不断地进步，人类生活习惯也不断地改变，这些改变大多会对人体造成一定的影响。例如，睡眠习惯的改变，很可能会改变我们身体造血或自我治疗的调理时间。加上长期以来，我们用一知半解的医术来对抗疾病，有些治疗手段甚至对身体产生了不良的影响。

现代的个人计算机具有自我诊断和部分自我修复的功能，人体则必定配备着更精密的功能，例如自我修复甚至组织再生的功能。

这些问题都会造成人体能量水平的下降，从而使人体逐渐失去各种功能，导致各种各样的疾病产生。

现代个人计算机具有即插即用（plug & play）的简单特性，如果遵照使用手册使用个人计算机，计算机一般不会出现故障。同样地，人体具备了许多的功能，如果能依照人体所设定的配备条件来使用人体，让人体原先具备的各种能力都充分发挥，就能保证人体随时拥有足够的能量，许多疾病就不会发生。就算生病了，人体的自我修复功能也会像个人计算机的自动修复程序一样，有能力自行修复大多数的损伤。

我们相信人体必定比个人计算机更完美，保持健康就应该像使用个人计算机一样简单，只要依照操作说明书，不随便施以干扰，正确地使用就行了。因此，本书相当于一本人体使用手册，希望能帮助大家更早学会如何正确地使用身体。

关于血液检查的两个疑问

红细胞数量正常就不贫血吗

很多人都有过抽血化验血常规的经历，通常由医护人员从人体抽取一定容量的鲜血，并将这些血液送到化验室进行化验，以统计血液中的红细胞、白细胞、血小板的数量和血红蛋白的含量。如果红细胞太少，血红蛋白低，医生就判定你贫血；如果白细胞太多，就判定你大概有某种感染，再多些就判定你可能得了白血病。

这种检查沿袭多年，表面上看起来这很科学。可是，仔细想想，问题还不小。就拿贫血的判定来说，当红细胞的数量达不到正常范围时，医生就判定你贫血；如果降低到危害生命时，就须用输血的方法来进行急救。所谓贫血就是说你的总血量太少，可是从对几毫升血液的测量中就得出一个人的总血量不足的结论，这种测量真的可靠吗?

这种测量方法，是测量一定容积的血液中各种成分的比例，就是各种成分在血液中的浓度。这是一种定性的测量，可以得出一个总量的结果，这是非常不科学的。

这种测量方法，就好比统计一个广场中的人数时，找出其中的100个人，计算出其中有60个男人和40个女人，从这个结果无论如何都无法得出广场上有10000个人的结论。“60个男人和40个女人”

生了病的人总想找到能够药到病除的灵丹妙药，却不愿意调整自己的生活习惯，祛除真正的病因。

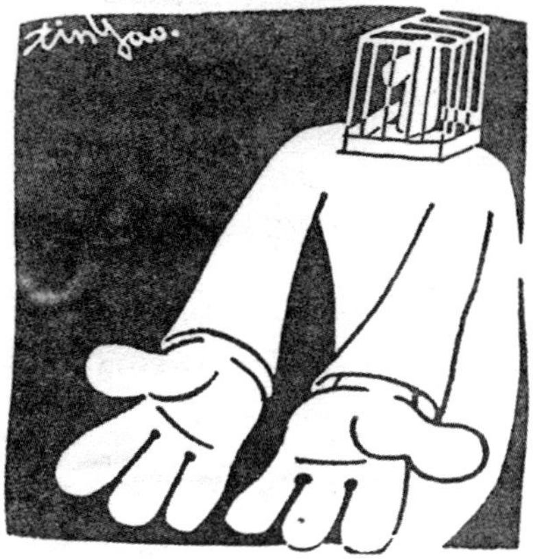

和“血液中各种成分的浓度”都只是一种比例，而“10000个人”和“贫血”是总的数量结果，前者推导出后者的这种逻辑是不科学的。

血液中的“红细胞总数”是“红细胞浓度”乘以“血液总体积”的结果，如果直接用“红细胞浓度”来代表“红细胞总数”，那么就是假设“血液总体积”是一个固定不变的常数。也就是说，这种测量的方法建立在假设“人体的血液总体积固定不变”的基础上。可是没有任何医学文献可以证明“人体的血液总体积是一个固定常数”。相反，人体的血管和所有脏器都是由弹性很大的物质构成的，从常识判断，人体的血液总体积应该是一个经常变化的数字。

血液中有很大一部分是血清，血清中最主要的成分是水。因此，当验出红细胞数量太少时，也可以理解为血清太多。红细胞数量太多时，很可能这个人的血清太少，也就是身体的水太少了，现在的检验方法并不能用来判断某人的“红细胞总量”是多了还是少了。

这种检查结果的差异对普通人身上并没有太大的影响，反正不会危害生命。可是在急诊室里，这种检查经常决定患者的生死。因为，这个指标是用来判定患者是不是需要输血的重要依据。很可能许多患者只是因为身体的水分吸收能力太差而造成血清很少，血液总量很少，验血时的红细胞数量仍然很多，这可能会造成新的问题。

如何判断人体的脏器功能转好还是转坏

在我们的生活中，净水是从自来水管中来的，废水是往水沟里走的，分得清清楚楚，人们对于进来的净水都非常注意，用各种方法来改善其品质，对于废水则任其流走。

人体的血液循环系统和我们的生活用水系统最大的差异就在于"循环"两个字，所有的血液都周而复始地反复使用，人体动脉出来的血液是经过清理后的干净血液，进入静脉的则是用过的污染血液。血液必须经过肝脏的解毒和肾脏的过滤，再经肺部将二氧化碳等排出，才能成为干净的血液。

静脉中的血液出现废物增多的情况，往往有两种可能：一种可能是人体脏器功能减退，排毒能力减弱，未被排泄的废物就增加了；另一种可能是人体脏器的功能增强，使得脏器从身体内部清理出来的废物也跟着增加。

这也类似家中的用水系统。当水管有水垢时，由于大部分水垢稳定地附着在管壁上，只有很少一部分在水中流动，因此流出来的水仍然非常干净。但是清理水管时，管壁上的水垢剥落，这时水就非常浑浊了。

人体也有类似的情况。当人长年劳碌时，体力不断下降，脏器功

> 人体的血液循环系统和我们的生活用水系统最大的差异就在于“循环”两个字。

能也不断减退，这时人体有许多应排出去的废物没有排出，这些废物多数会在体内各处堆积，只有少部分在血液中流动，如果此时验血，结果多数还算正常。当有机会休息时，人体血气能力就会提升，脏器的功能跟着增强，这时这些堆积的废物会被清理出来，由血液进入肝或肾并排出体外。在这个时候，这些废物必定在血液中输送，验血时或许就会出现不正常的数据，也就出现了“生病迹象”。

因此，当体检数据显示有问题时，可以确定这个人的身体状况出现异常，却不能认定他的身体是在往坏的方向还是往好的方向发展。也就是说，这种问题的出现，既可能是坏事，也可能是好事，不能将这些体检数据作为最终的判断依据。

现代医学中慢性病的治疗目标是将患者的所有检验指标都恢复到“正常”的范围内，这些治疗手段对于脏器功能增强导致各项检验指标出现问题的患者而言，很可能会中断他们身体好转的趋势，阻止他们脏器功能的增强。

通过这两个验血的问题，可以得到一个简单的结论：

如今各种慢性病之所以无法根治，依据这些有问题的检查方法得

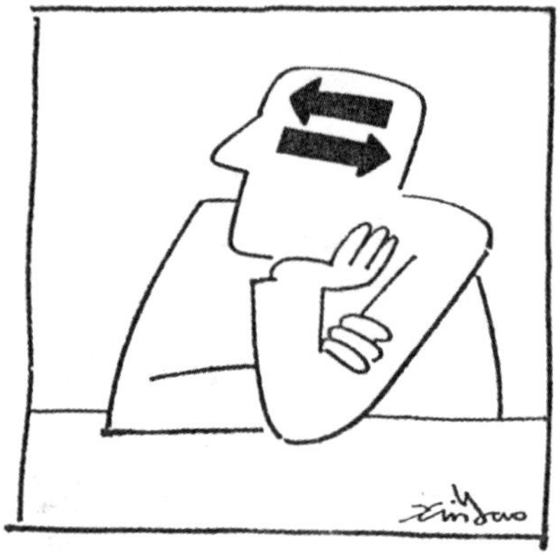

对慢性病一筹莫展的现代医学，很可能在思考逻辑和方向上出了问题。

出的数据所拟定的治疗手段，是其最根本的原因之一。

人体是一个非常复杂的生化机体，所谓“生化”的另一层意思，即人体是一个有生命的化学工厂，会随时应内外各种因素自动调整其化学程序。因此，解读检测出来的数据，不但必须了解人体机能状态的好坏，更需要了解人体当时正在进行哪些应变措施。当人体处于不同的应变措施状态时，对其检查的数据应当有不同的解读。

早期人类科技能力不足时所定下来的检查方法，有必要重新全盘检讨，否则，恐怕现代医学很难走出目前的困境。

第二章　人体的系统

中医理论和西医理论在根本上有很大的差异，中医理论认为人体是一个完整有机的系统。中国古人创造了阴阳和五行的理论。五行是利用自然界五种不同特性的元素来比拟人体的五种不同的主要器官。金、木、水、火、土等五种元素，分别对应人体的五个主要脏器：肺、肝、肾、心、脾。

古人并没有多少解剖学的知识，人体内部的器官对大多数人而言都是非常抽象的，不但器官的形体无法形容，器官的性质和功能更不容易说明。自然界的金、木、水、火、土这些元素，多数人都能理解其特性，因此非常适合用来把抽象的人体器官性质阐述清楚。同时，这些元素的性质也给中医们提供了思考和演绎疾病成因的灵感。

中医理论认为人体的各种器官都不是独立存在的，每一个器官都是一个系统，包含了器官本体以及与每一个器官相对应的经络和穴位。这和现代的电灯系统有点类似，器官就像灯泡一样，经络则像是接引电源至灯泡的电线，穴位则像是接在电线上的开关。包含灯泡、电线和开关的完整组合，才能称之为电灯系统。如果灯泡不亮，那么可能是没有电，也可能是开关坏了，或是电线有问题，或是灯泡坏了。而如果器官的功能不好，则可能是身体的血气（能量）不足（就像电灯没有电），也可能是穴位阻塞（就像开关坏了），或经络堆了太多的垃圾造成不畅通的状态（就像电线有问题），或器官出了问题（就像灯泡坏了）。

当患者出现症状时，医术高明的中医会仔细观察患者，利用古代流传下来的医书里介绍的技术以及长期积累的经验，找出病症的根源。例如当我们喝温度很低的冰水时，如果喝得很急，常常会在脸部侧面直到额头太阳穴部位感受到一条线状的疼痛。从中医的观点来看，那条疼痛的线是胃的经络，这种疼痛就是喝冰水太急伤到胃所表现出的症状。胃的经络分布位置是从头部到脚部左右对称的两条很长的线，如果在这条经络的头部出现疼痛，中医一般会认为是胃的疾病，治疗时可能是在患者胃经脚部的穴位进行针灸。

因此，头部的疼痛，有时要在脚上治疗。也就是说，“头痛不一定医头，脚痛不一定医脚”。

“五脏六腑”是中国人用了两千多年的一个名词，就是指人体内的主要器官。中国人把人体内部的主要器官分为“脏”和“腑”两

“脏”和“腑”的分类方法体现了中国古人极高的观察力和智慧。

大类。“脏”是指实心或有架构的器官，包括心、肝、脾、肺、肾。“腑”是指空心的容器，包括小肠、胆、胃、大肠、膀胱，以及胸腔和腹腔合并起来的第六个腑，合称为三焦。

脏和腑除了结构差异很大，其经络的位置也迥异。脏的经络都在手臂和腿部的内侧，以及身体的前侧。腑的经络则在手臂和腿部的外侧，以及身体的背面。人体在面临威胁时，会本能地弯曲身体，这样所有脏的经络都在身体的内侧，受到了非常好的保护。相比之下，脏远比腑重要，如果人的身体真的是造物主所设计，这样的安排是非常合理而高明的。古人的这种“脏”和“腑”的分类方法，体现了极高的观察力和智慧。

另外，古代的中医还发现，每一条脏的经络都和另一条腑的经络紧密相连。例如，肺的经络和大肠的经络分别在手臂的内外两侧，而且可能只有几毫米的距离。

虽然从解剖学上来看，肺和大肠在完全不同的位置，甚至找不出任何关联。但是从经络上来看，这两个器官却是紧密相连的，而两条经络上的各种物理特性，例如温度、导电性、体液流动等，都会互相影

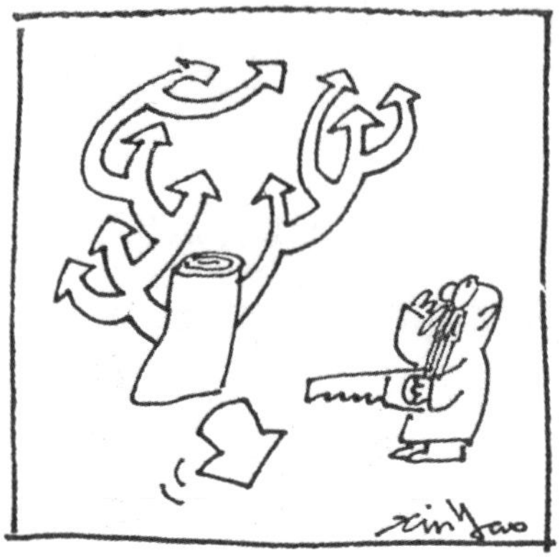

在一知半解的身体上切切割割，必定带来更多的问题。

响。古代的中医就把这两个器官视为相同的系统，称为“互为表里”。两个器官的变化经常是同步且性质相同的。例如，人体出现感冒的症状，在中医看来，很可能就是肺热的现象（热和寒的症状是中医疾病诊断中非常重要的指标），这时通常也会伴随便秘的症状，中医称之为肠燥便秘。

类似于肺与大肠互为表里的情形也发生在心和小肠、肝和胆、脾和胃、肾和膀胱等器官之间。这种“脏腑互为表里”的归纳方法，把原来的十个器官减少到五个体系，人体系统分析诊断的复杂程度立刻大幅下降。这样也有机会用五行中的五个元素来描述所有脏和腑之间的复杂关系。

除了这五个主要的脏和腑，古代的中医还发现另外四条主要的经络。第一条是在手臂内侧，称为心包经，和心包的功能有密切关系，这条经络功能的好坏直接影响血液运行的状态。第二条是位于手臂外侧，称为三焦经，反映胸腔和腹腔的功能，这条经络功能的好坏直接影响“气”的运行状态。第三条是位于人体躯干正面，称为任脉。第四条在人体背面，称为督脉。任脉和督脉与身体所有器官都有关联，是人体最重要的经络。

除了前面所说的五脏和五腑互为表里，心包和三焦则是另一组互为表里的经络。

比较中医、西医对人体系统的描述，西医是以近代的解剖学为基础，以肉眼所见的结构来命名系统，各个系统都是相对独立的。中医则是累积数千年经验所形成的有机体系，以内观的方式，就整个人体的结构建立一个具备缜密的逻辑和结构的“五脏六腑”系统。

在中国古代的书籍中，很少提到“脑”，这也是中西医概念上很大的差异之一。

在中医的观点中，人体是一体的，五脏六腑之间有非常紧密的关系，而且是保持动态平衡的。除了解剖学所提到的硬件，中医还有许多概念性或功能性的系统，例如能量系统、资源管理系统等。在过去科技不发达、没有测量仪器的年代，古代医书中就用各种特殊的名称来表示这些系统。如能量系统就用阴、阳、五行、虚、实、血气和火来表示；资源管理系统则用相生相克、互校互用平衡及其他的方式来表示。这些描述和现代科学精确的数据化用语有很大的差异，使得整个中医看起来是一种难以理解的玄学。

从现代工程学来看，就人体这样一个独立运行的系统而言，依据解剖学所建立的现代医学人体系统有一定缺陷。例如，能量系统是所有独立个体不可或缺的部分。个人计算机中的电源供给系统、汽车上的油路系统和电路系统都是系统中的能量系统，是各自非常重要的部分。唯独现代医学所描述的人体系统中没有这个部分。

在中医的观点中，人体是一体的，五脏六腑之间有非常紧密的关系，而且是经常保持平衡的。

在中医的系统中，还有一个非常重要的部分，就是人体的经络系统。这个部分多年来在解剖学上一直都不能被证实。1998年，中国的一个科研小组经过八年的努力，总算在解剖的过程中找到经络确实存在的证据。该小组发现，整个经络系统中最重要的物质是一种生物液晶，它对某些特定波长的远红外线具有近似光纤维的物理特性。这个新的发现配合20世纪末全球计算机网络的发展，很容易让人联想到人体也是由一个网络系统构成的。这些经络物质和电子通信网络中的物质特性如此接近，更增加了这种观点的可能性。

在生物进化的早期阶段，一些低等动物并没有大脑，经络系统可能是这些动物体内调节各个脏器的主要部分。套用现代计算机术语来说，这些经络系统本身就具备通信的功能，一个机体很可能不止一个计算机，也就是说，动物的机体很可能不是只有单一的脑子，而是有很多个不同功能的“脑子”，它们相互关联，构成了一个网络系统。这个观点和现代医学认为的大脑主宰人体诸多机能的观点有很大差别。

人体是具有很高智慧的机体，并且有许多方面的能力。利用现代

在中医的系统中，还有一个非常重要的部分，就是人体的经络系统。

工程学和管理学的知识，结合中国古老的医学传统，我们可以仿照计算机的结构，画出另一种**人体结构方块图**（图 1）。

这个方块图将人体分为五个功能方块和四个网络系统，其功能分别详述于后。利用这种对人体结构的思考逻辑，可以对多数慢性病理论重新进行界定，发展出新的病理逻辑。再依据这个新的病理逻辑，拟订完全不一样的治疗方案，从而最终有机会为慢性病的治疗开创出一条新的途径。

人体的功能系统

指挥系统

指挥系统主要由脑构成，其中，脑分为大脑、间脑、脑干、小脑等几个部分。大脑是人体的司令部，担负思考及指挥身体的机能。但是各个脏器的运行并不是由这个系统直接指挥，而是利用神经系统将

多数慢性病，是我们用错了身体的结果。我们需要的，不是灵丹妙药，而是一本正确的人体使用手册。

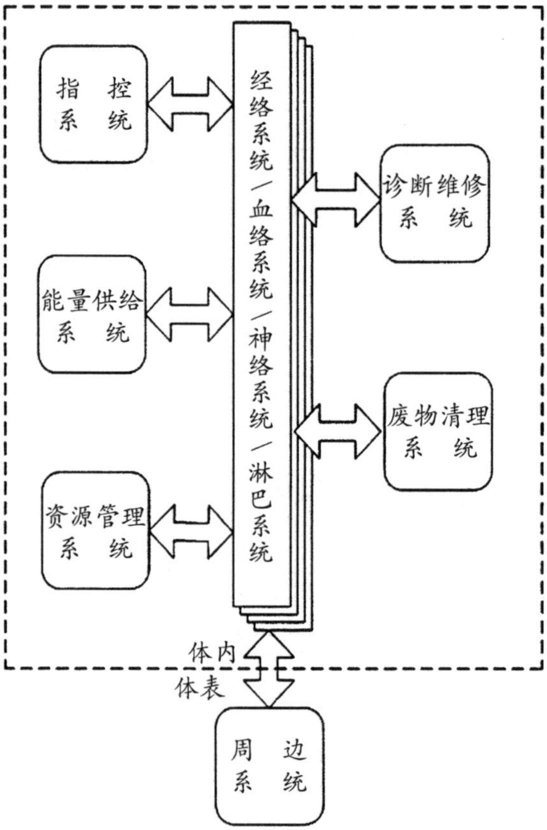

图1　人体结构方块图

人体各部位的状况传达到大脑，并将大脑的指令传达到人体的各个部位，让人体能够对各种外来的刺激做出迅速的反应。

许多低等生物并没有大脑，也没有逃亡和攻击的能力，只能无意识地活动，它们多数行动很缓慢。但是这些生物都有和人体五脏六腑类似的脏器功能，能够呼吸、吸收营养、排泄废物等。这说明了大脑可能是生物在进化过程中，为了适应外界环境、能够快速运动而产生的脏器。

脑在人体网络结构中的位置，更像是一个企业计算机网络中总经理（CEO）的终端机，各个脏器则更像是网络中不同功能的服务器。

也就是说，人体的脑更像一个人体系统的使用者，人体的系统维护则另有负责的机构。

能量供给系统

任何一个独立的系统必定存在着一个能量供给的子系统。例如，计算机拥有电源供给器，汽车具备油箱和油路系统。人体也必定存在着类似机能的系统。不过人体的能量供给系统并不像计算机和汽车一样具备明显而独立的硬件。电能和汽油都是方便又实用的能源，但是人体吃进去的食物种类非常多，也不是可以立即当成能源使用的物质形态。因此，这些食物在进入人体之后，必须经过非常复杂的处理过程，才能转变成类似电能和汽油般容易利用的能源，再被送到身体的各个部位使用。简单地说，人体实际上自备了一个能源材料制造中心和一个发电厂。因此，人体的能量供给系统也就较汽车和计算机复杂

简单地说，人体实际上自备了一个
能源材料制造中心和一个发电厂。

得多。

人体的能量供给系统运作的过程，是由消化系统将食物转化成人体可以利用的材料，再于适当的时候，比如人体进入熟睡状态时，将这些材料转化成人体可以方便利用的血液。因此，人体的能量供给系统至少包括了消化系统、造血系统和心血管系统，只有这样，众多的硬件系统才能互相协作，保证能量供给系统的正常运转。

汽车没有油或油路不畅，计算机没有电或电压不足，都会使系统发生严重的运行障碍，甚至完全瘫痪。同样的道理，人体的能量不足也必定会对人体造成很大的伤害，这很可能是各种慢性病形成的主要原因，甚至是多数人死亡的真正原因。因此，只有彻底明白这个系统并找出适当的检测手段，使人体的能量水平像计算机的电压及汽车油箱中的油量一样可随时测量，才能对人体疾病进行正确的诊断，才能找到疾病真正的原因。同时，也要发展出一套可以简单提升人体能量的方法，以便帮助有效克服疾病。

资源管理系统

“体力透支”是我们的日常用语，许多人都有长时间休息不足的“体力透支”情况。在长期体力透支的人当中，有些人感觉体力愈来愈好，也有些人明显感觉体力愈来愈差，但是仍然能维持身体的正常运转，并没有立即出现严重疾病的症状。

显然，人体内部有一个和计算机软件类似的资源管理系统，我们目前仍然不知道它的硬件是人体的哪一个部分。但是它随时都用最有效的方法调度人体的资源，当正常的资源不足时，它会将身体以其他形式储存的资源转化为可以立即使用的资源，提供人体“体力透支”时的能量来源。

这个系统拥有高度的智能。人体在长期“体力透支”时，可以在尽量不影响人体整体运行的前提下，从身体各个部位调动资源供人体透支所需，直到所有资源全部用光为止。通常这种“体力透支”的情况可以维持数十年，从而使人体仍然能正常运行。

人体在调用储存的能源时，必定会在体内进行特殊的化学程序，将人体的能量进行转换。因此，这时人体的各种检查指标，如血液中蛋白及血糖的含量都会产生变化。

也就是说，当人不断地透支体力时，身体会随之调整其化学工厂中的各种生产流程，以应付逐渐恶化的环境。许多慢性病检验出来的不正常的指标，很可能代表着身体在不同应变措施下的状态。只有彻底明白人体在透支体力时采用的各种能源调度方法，才能正确解读检

古时候中医诊断所用的阴阳、虚实等名词，用在描述人体的整体状态时，就是对人体这种能源调度的描述。

查身体时所测出来的不正常指标的真正意义。

古时候中医诊断所用的阴阳、虚实等名词，用在描述人体的整体状态时，就是对人体这种能源调度的描述。例如“阴”代表储存的能源，“阳”代表日常生产的血气能量，“阳虚”就代表日常生产的能源不足，也就是中医所说的血气不足，“阴虚”则说明储存的能源正在透支。

另外，“血气”代表日常产生的能源，透支的能源则称为“火”。“阴虚火旺”则说明人体正在大量透支储存的能源，“阴阳两虚”则说明日常能源生产不足，而储存的能源也快用完了，也就是“血气”不足且“火”也快用尽了，身体必须想办法使用第三种特殊的能源来供应透支所需的能量。“气血枯竭”就是“血气”和“火”全部消耗殆尽。用这样的方法来解读中医的术语就非常具体，也不再有任何“玄”的感觉了。

所谓能源的调度，就像公司里的财务调度一样。财务状况好时，公司的门面和内部装潢都会随时维持在最佳的状态，各项业务功能也都运行良好。但是，如果财务状况出现问题，公司则必定会紧缩财务

> 许多大量透支体力的人，在忙碌的时候长期不生病，休息时却生病了。

的支出，选择不重要的部门逐一减少其资金的消耗。如果财务状况进一步恶化，则公司必须考虑变卖自己的资产。

人体也一样，血气不足时，就会选择比较不重要的机能，逐一减少对它们的资源供应，这时人体就会出现许多相应的变化。例如，当废物清除系统的能量供应被削减时，人体的皮肤就会愈来愈暗，皮下的垃圾也会愈来愈多，有些人皮肤上的斑及色素沉着逐渐增加，还有些人会愈来愈胖。这和公司财务状况恶化时门面愈来愈旧是一样的道理。

如果削减脾脏的供血，人体的诊断维修系统就会暂时减少工作量，只对严重疾病做出反应，对较轻微的疾病不再做出反应。许多大量透支体力的人忙碌的时候长期不生病，一停下来休息却生病了。这就是休息使血气上升以后，脾脏的供血增加了，人体就有“能力”生病了。中国有一句俗语“小病不断，大病不患；从来不生病，一病就要命”，就是这个道理。

削减肝脏的供血，就会造成肝脏的解毒功能变差，体检时的各种指数也就愈来愈差。牙龈和嘴唇的颜色就慢慢地变暗了，肝里的血慢慢地减少，肝也就慢慢地硬化了。

削减肾脏的供血，肾脏过滤的血液就减少了，小便的颜色就慢慢地变淡，最终完全像水一样甚至会引发尿毒症。一些患有尿毒症的患者肾脏可能没有问题，只不过血液总量太少，没有足够的血液分配给肾脏使用而已。

削减肺脏的供血，人体脏器的供水系统就会发生障碍，人的脸色就会愈来愈暗，人也愈来愈瘦。

当身体不再有可以削减的供血，就只好开始把肌肉组织转变为能量供人体使用，这时人就可能会出现糖尿病。这种患者一段时间之后最明显的症状就是肌肉都流失了，这就和公司变卖资产换取流动资金是一样的道理。

若人体长期处于体力透支的状态，能量供应系统就会出现问题。能量日渐减少，资源管理系统不断地应变，各种可怕的慢性病就产生了。

例如，甲状腺功能亢进是中医所说“阴虚火旺”的典型症状，也就是长期的压力与焦虑的结果；糖尿病则是中医所说“阴阳两虚”的症状，也就是人体的“血气”和“火”都快用光了，人体开始将肌肉转化为糖分，代替不足的蛋白质作为代用能源。几乎所有的慢性病都可以从资源管理系统的角度找到新的病理，进而发展出有效的治疗或调养方法。

好的中医师可以根据患者能源调度的现象对其血气能量水平做出正确的判断。对于人体能量状态的观察和描述是中医诊断中首要的，也是最重要的手段。虽然传统的中医书籍上没有提过这个“资源管理系统”，但是在实际的中医概念中，这是人体最重要的一个系统。

许多慢性病都可以从资源管理系统的角度找到新的病理，进而发展出有效的治疗或调养方法。

人体在经过调养之后，血气会逐渐上升，原来减少供血的脏器会慢慢增加供血，这时人体反而会出现许多疾病的症状。

例如，新增的血液重新进入久已缺血的肌肉组织，会使人产生全身酸痛的感觉；新增的血液进入肺脏驱赶长期驻留在肺中的寒气，就会让人产生感冒的症状；新增的血液进入肝脏进行清理工作时，就会让人出现肝热和小便发黄等跟肝病类似的症状，血液中的血脂和各种垃圾也会由于肝脏开始进行“大扫除”而大幅度增加；新增的血液进入肾脏，就会让人出现小便浑浊并且产生蛋白尿的症状……

这些疾病的症状和人体能量不足时所出现的表现非常类似，由于这些疾病的症状是人体进行“大扫除”的产物，因此，正确的治疗应该是帮助人体加快“大扫除”的进程。许多医者认为这些症状是人体发生故障所导致的，因此，治疗出发点多数是纠正人体的错误，从而中断人体的“大扫除”过程，使人体回到原来血气下降的趋势，人体没有多余的能量进行“大扫除”，这些症状也就迅速消失，即使一些检查数据回到了正常范围，人体其实也没有痊愈。

这种只重结果、不究根源的治疗方法，就像对于受了潮的墙，不

伤口修复、组织再生的工作大
都是身体自己完成的。

去把漏水的地方解决，只在墙面涂上新漆，使其看起来就像修好了的做法一样。这是一种“粉饰太平”的治疗方法，不但对人体没有一点好处，反而常常对人体造成更大的伤害。

诊断维修系统

多数人手或脚上都曾经受过伤，对此医生一般就是用碘伏、酒精涂抹伤口，有时也会打破伤风预防针。这些手段的确可以防止伤口感染细菌，但伤口修复、组织再生的工作全部都是身体自身进行并完成的。体表的伤口如此，体内的脏器也应是如此。

这些人体所做的工作，深入想想，实在是一件非常复杂的工作。

首先，人体必须自行判断损伤的部位以及严重程度，再采取正确的措施，让坏死的组织慢慢结成硬痂，覆盖在伤口上，以达到保护伤口的目的，接着在痂下方再生出新的组织，所有组织必须和原有周边的组织完全密合。整个过程极为复杂，会消耗大量的血气能量。

当人体血气能量处于正常状态时，这些维修工作都会正常地运

中医的特色之一，就是非常注重人体的自我修复能力。

行。但是当血气能量不足时，身体则会视自身资源的实际情况选择性地执行部分维修工作，对于不会立即危害人体的损伤，身体会予以搁置，暂时不执行维修的工作。

中医非常注重人体的自我修复能力，并且其主要的治疗手段大都是通过提升人体的能量或排除使人体维修系统无法正常运行的障碍，来提高人体的自我修复能力。

就像上面提到的伤口修复过程中会出现伤口红肿、化脓、结痂等现象，体内的脏器在修复时也会出现许多症状，如腹痛、咳嗽、多痰、疲倦等各种各样的症状。

中医面对这些症状时，首先认为身体是具有极高智慧的机体，不太容易出错，这些不正常现象的出现必定有它的道理，通常会认定这是某一个脏器的能量不足，或者身体正在进行着某种维修工作。因此，治疗的方法并不是纠正人体的错误、终止这些症状，而是协助人体完成它该完成的工作。

中医有许多治疗经络的手段是借
助外力协助人体进行垃圾的清理。

废物清理系统

人体每一个部位甚至每一个细胞，都在不断地进行新陈代谢，不停地排出废物，人体的经络、淋巴、血液系统就负责承担这些废物的运输。脏器的能力降低，或人体的能量供应系统发生问题，就会使得脏器和其相应的经络之间互相影响。出了问题的脏器，会造成其相应的经络堵塞，堵塞的经络又进一步恶化脏器的疾病，形成恶性循环。

人们在年轻时大都血气方刚，能量旺盛，身体的废物清理系统正常运行，多数人皮肤没有多余的斑点、身上没有太多赘肉。随着年龄的增长，血气能量日渐衰弱，脸上及身体的赘肉就会愈来愈多，皮肤上的斑点也会愈来愈多。

中医有许多治疗经络的手段是借助外力协助人体进行垃圾的清理的，例如穴位按摩和针灸治疗等。身体上的垃圾能够被及时清理，身上的赘肉、斑点就能减少，加上充足的血气，人看起来就会年轻许多。

从硬件上看，人体的废物清理系统包括肝和肾从事血液过滤工作、肺脏的废气排放、大肠的排泄、皮肤的排汗和排热等。除了这些，心脏、脾脏和经络、血管则担负着运输的工作，几乎大多数的脏器都参与了这项工作。

周边功能系统

周边功能系统，即四肢、五官、皮肤、生殖器官等和外界接触的部位。从中医的观点看，四肢和五官是各种症状显现的部位，大部分疾病都应归之于五脏六腑，正如计算机周边的输出输入接口装置发生问题，通常都是主机内部出了问题。

多数疾病出现的症状都是从这些周边功能系统开始的，其实出现这些症状的原因多数在内脏中，外表的症状只是疾病的结果，许多医生都把注意力集中在症状的消除上。若不把根本原因找到，就算一时消除了症状，过一段时间，疾病还是会复发的。

网络系统

人体的机能比计算机复杂得多，其网络所需传递的不单只有信息，还要担负能量、资源的补给和输送、废物输送、防卫信息等。因此，在这个系统方块图中，可以将之分成几个不同的网络系统。

人体经络系统不但具有传递信息的功能，更有运送物质的能力。

经络系统

经络系统是中医数千年前就发现的人体网络系统，但是长期以来从解剖学中一直找不到经络存在的证据。1998年，中国的一个科研小组经过多年的努力，才在物理实验室中找到经络存在的证据。

这个小组发现经络本身具有光纤维的物理特性，同时也发现经络附近的毛细血管呈平行的状态，经现代流体力学的模型分析，发现其中存在沿着经络方向运行的体液流场。这就能够对中医所说的药物循着经络方向流动的现象做出合理的科学解释。也就是说，人体经络系统不但具有传递信息的功能，更有运送物质的能力。

经络系统不像人体其他的几个网络拥有特定的管线结构，而是一个由多种不同物质构成的遍布全身的密集网络。

随着这个网络系统的存在被证实以及研究工作的继续发展，相信这个网络的更多功能会被发现。下一节会单独就这个系统做更详细的介绍。

接下来介绍的几个系统是现代医学概念中经常提到的，因此只做

灵丹妙药就在身体里，人们却在外面不停地找。

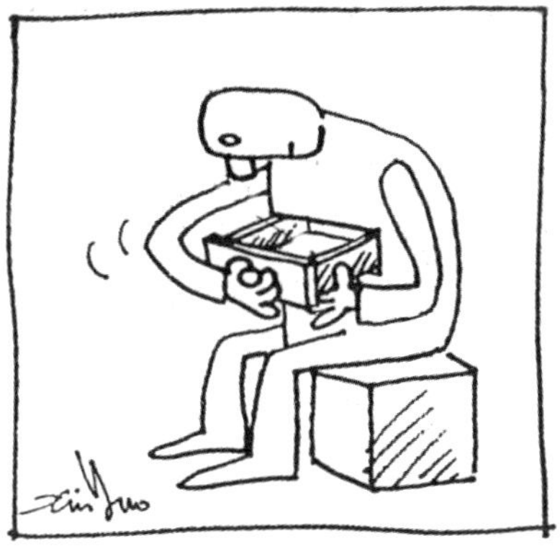

简单的说明。

血管系统

这是人体能量供应系统和废物清理系统用以运输的通道。

神经系统

这是大脑和人体各个脏器之间进行沟通的系统。大脑通过这个系统收集外界的各种信息，也通过这个系统指挥人体做各种工作。

淋巴系统

这是一个人体的防卫网络系统，负责侦测各种疾病的入侵，也负责指挥白细胞到每一个需要的部位。

用这个方式重新定义的人体系统，包含了硬件、软件和网络的结构，比较合理地说明人体是一个完全独立的系统，同时也更能说明各种慢性病的成因。

什么是经络

“经络”是中医用了几千年的名词，中国人数千年前就发现某些人生病时身体会出现红色发烫的线条，按摩那些线条可以治疗疾病。人们通常将这种人称为经络人，只有极少数人有这种情形。因此，可以说经络学说是从治疗经验中发展出来的，是中医十分重要的一部分。

汉朝有人将一叛党头目进行活体解剖，然后将细竹片放入血管中观察其血液流动。结果发现人体的血管和医典中的经络不相吻合，无法合理地解释经络系统的存在。这次的活体解剖，就经络学来说是一次失败的实验。因此，在中国的医学领域中，从此不重视解剖人体，解剖学在中国成为验尸官所必须了解的知识，而不是医生必须学习的功课。

后来西方的解剖学传入中国，中国的医生在解剖中仍找不到经络，加上当时国力衰弱，整个社会正进行全盘西化的尝试。对中医的态度也一样，特别是西医对一些致命传染病的明显疗效更让人们对中医失去了信心，甚至一度认为中医是一种没有科学依据的玄学。

20 世纪 60 年代，朝鲜有一名叫金凤汉的科学家，宣称找到了经络，并将之命名为“凤汉管”，这个发现轰动了全球医学界，也引发了

经络学说是从治疗经验中发展来的，是中医十分重要的一部分。

各国对经络研究的兴趣。中国、日本等国家组织了大批的科学家对经络进行研究，却没有得出结果。许多人放弃了研究，更有偏激的人根本否定了经络的存在。直到 1972 年，美国总统尼克松访问中国，中医代表向美国代表团实体演示针刺麻醉下的开胸手术，那种血淋淋的神奇场面，使得参观的美国专家们目瞪口呆。此时的中国医学界分成了两派，一派人认为没有经络只有穴位，否则不能解释针刺麻醉的现象。另一派人还是坚持经络的存在，但是拿不出有力的证据。

20 世纪 90 年代初期，我国政府认为经络是中国的文化遗产，必须投入资金和人力加以研究。可是对此，当时主导科学研究工作的多数专家持反对态度，但复旦大学的费伦教授认为经络存在了几千年，虽然我们至今没有找到具体的证据，但是也有可能是我们过去使用的方法不对或科技能力不足，今日科学进步了，也许有新的方法可以找到经络存在的证据。虽然该项目以 13∶1 的投票比数差点被否决，但有关方面还是力排众议，由费伦教授立项进行研究。

由于费伦教授是一位精于分子物理学的化学家，不是医生，因此，他对这项研究采取和过去完全不同的方法：放弃传统上成立正式组织的方式，采用一种名为“虚拟组织”的新式组织，项目中没有全职的研究人员，完全视研究需要机动地调集上海各种相关科学家及设备。他们花了近十年时间，终于找到了经络存在的几项具体证据。

这个研究小组认为，在解剖学已经如此发达的今天，一定不会有任何未被发现的线状或管状组织，因此，他们将目标放在经络附近组织的分析上。由于现代分子生物学的进步，可以使用的工具和方法远较 20 年前进步得多，加上这个小组的成员不再以医学界专家为主，而以化学家、物理学家、数学家等基础科学的专家为主，他们从物质最基本的规律着手，因此成功的机会更大。

在该项目研究之前，天津有一个经络方面的研究小组曾经发现针刺穴位时会使穴位周围产生大量的钙离子。因此，该小组判断，在人体的穴位附近应该存在着可以随时释放钙离子的钙库。找到这个钙库应该可以找到部分穴位的物质存在证据。

该小组首先在活人身上对穴位进行三维空间定位，并在磁共振（MRI）设备下观察针刺时的实际落点；同时准备一条离体的人腿同步进行解剖。中医的穴位依照不同的深度分为天、人、地三层，针灸时，到了每一层都会有针感，患者感觉到酸、胀、麻，而施术的医生则有黏针的感觉。因此，只有在活人身上才能定位。这个实验瞄准的是腿上胃经的地层。经过穴位定位并同步在离体的人腿上进行解剖，该小组发现小腿上的胃经所有穴位的地层均停针于腓骨和胫骨之间的骨间膜上。这是一种结缔组织，以往对它的了解仅限于人体组织之间的联结功能。

于是该小组将该片骨间膜剥离下来送到物理实验室，用质子加速器进行分析，发现有七种元素：钙（Ca）、磷（P）、钾（K）、铁（Fe）、锌（Zn）、锰（Mn）、铬（Cr）。这些元素在穴位和非穴位上的含量有 40 ～ 200 倍的明显差异，而一个穴位的直径为 5 ～ 8 毫米，所有这些富集的众多分子都只存在于骨间膜的表层，厚度约 1 微米。这是非常令人振奋的成果，是中国第一次发现经络存在的最具体的物质证据。

该小组继续对这片骨间膜的结构进行分析，发现它是由三条胶原纤维构成纤维条，再由五条纤维条集成一束的，数量繁多的这种线束结成片状，有点像计算机中的排线结构。再对这种胶原纤维进行分子层次的分析，发现它是由数种不同蛋白质分子构成的一种生物液晶态（bio-liquid crystal）的物质。根据物理学的常识，晶体结构的物质对声、光、电、热、磁等物理能量都具有一些特殊的性质。该小组对结缔组织的物理特性进行测试，首先就从远红外线的透光性做起。很快，他们又得到了令人振奋的结果，实验证明胶原纤维在径向对 9 ～ 20 微米的远红外线具有近百分之百的透光率，横向方面则几乎完全不透光，也就是说在该频率范围内，胶原纤维具有光纤维的物理特性。

该小组又从国外医学研究文献中了解到，人体的所有组织，甚至小到个别的单一细胞，都至少有两根胶原纤维联结着，它很可能是人体内部的“信息高速公路”。而人体各个脏器外部的保护膜，也是一片密密麻麻的光纤维。中医经络分为经脉和络脉，其中经脉是主干，一般的中医经络图主要画的就是经脉。络脉是经脉的分支，几乎遍布全身，这和研究的结果相吻合。

这项研究的论文，1998 年 3 月第一次发表在中国的《科学通报》上，接着应邀在 2000 年的世界卫生组织的“传统医学研讨会”上发表，随后也在 2001 年“海峡两岸中医药学术交流研讨会”上发表。虽然这些报告已受到相当程度的重视，但是这项研究最终造成的影响必定远不止如此。

这项证明经络物质的证据，只是针对经络天、人、地三个层级中的地层所做的一小部分研究，除了这项证据，经络和穴位必定存在着其他的现象。复旦大学研究团队中的丁光宏博士所带领的小组，随后又发现人体的毛细血管多数呈不规则状，唯独在穴位点附近呈规则的并行线状，而且平行于经络。经过流体力学的计算，他们发现只要相邻的穴位间有一定的压力差，人体的经络就会形成管线外毛细血管间的组织液流场。这有点像海洋中的洋流，没有管子，但有水流。这也很像《黄帝内经》中所描述的“荣卫之气”的“卫气”。“荣气”是血管中的血液，这里发现的管外流场，很可能就是“卫气”。这项研究仍在继续进行中。受制于目前设备的极限，我们仍很难在活体中直接观察到这个现象，而在死体上血压消失后，经络根本就不再活动，我们也就无从看到这个现象。了解活体的细微变化，是经络研究中最大的困难。

这些经络附近的特异现象，可以说明人体的经络不是一个古代中国人发现的抽象系统。随着科技的不断进步，更多经络存在的证据将逐渐出现。例如，在“天”和“人”两层必定也有其他经络存在的证据，这还有待科学家们进一步研究。

生物进化的过程，最早是从单细胞生物开始进化的，在早期简单的生物中，许多生物并没有大脑，却具有结缔组织（研究团队最早发现的经络组织），大脑是很高级的生物才具备的器官。从这个现象来看，主宰人体脏器运行的并不一定是大脑，人体脏器更有可能是由经络系统直接调节和控制的。

用现代的计算机术语来说，人体很可能不是单一计算机控制的系统，而是由多个计算机加上一个高速的通信网络所构建的，大脑应该是类似企业内部网络中总裁（CEO）的终端机。这也说明了为什么我们祖先对人体五脏六腑的定义，包括了心、肝、脾、肺、肾（五脏）和小肠、胆、胃、大肠、膀胱、三焦（六腑），唯独遗漏了“脑”。

人体的五脏六腑更像是企业网络系统中的服务器，而操控和维护服务器运行的系统，则很可能是我们短时间还无法证实其存在的软件系统。

现代医学是建构在解剖学基础上的，经络系统在过去发展解剖学的年代中，限于科技能力而无法被人看到。直到 20 世纪末，人类才发现经络存在的部分证据。如果真如我们所推测的“经络是人体内部的信息高速公路”，那么原来的解剖学很可能漏掉了人体最重要的部分。这就像观察一棵树没看到树干只看到树叶一样；也像解剖计算机时，只看到部分的硬件就以为那是计算机的全部，没想到还有软件的存在，更不知有网络这样的“怪物”一样。

今日中医的没落，很大程度上是由于现代中医的教学方法和手段出了问题，中医学生一进学校就先学习解剖学，初学者们在脑子里架构了一个没有经络的人体结构后再开始学经络和穴位，当然满脑子充满疑问。这样如何学得懂中医呢？

经络物质证据的出现，在可预见的未来必定对整个医学界造成很大的影响，原有的解剖学必须跟着调整。当然，以解剖学为基础的整个现代医学也必定会跟着发生变化。

图 2 是人体右小腿胆经、胃经穴位富集区的扫描示意图，图 3

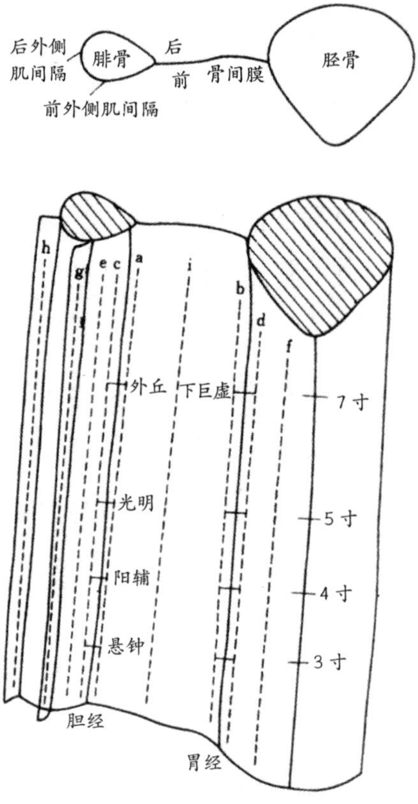

图 2　人体右小腿胆经、胃经穴位富集区扫描示意图
（a~i 虚线为扫描线，针灸取穴常以寸为单位）

为胆经的钙离子分布图，图 4 为胃经的钙离子分布图。图中显现穴位和非穴位的钙离子元素含量有非常大的差异（引自《科学通报》1998 年 3 月号，费伦教授等著《经络物质基础及其功能性特征的实验探索和研究展望》一文）。

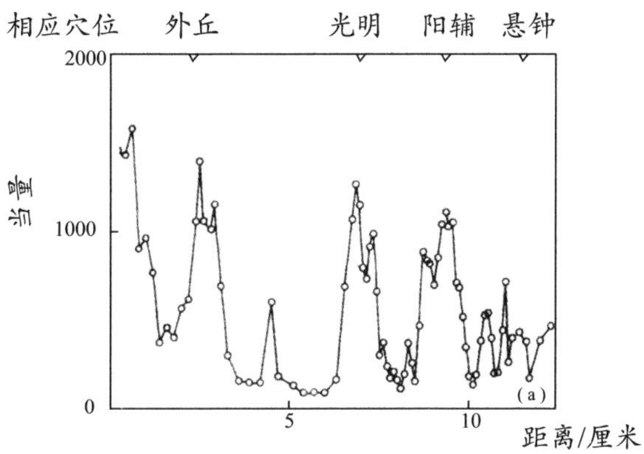

图 3　胆经钙离子分布图

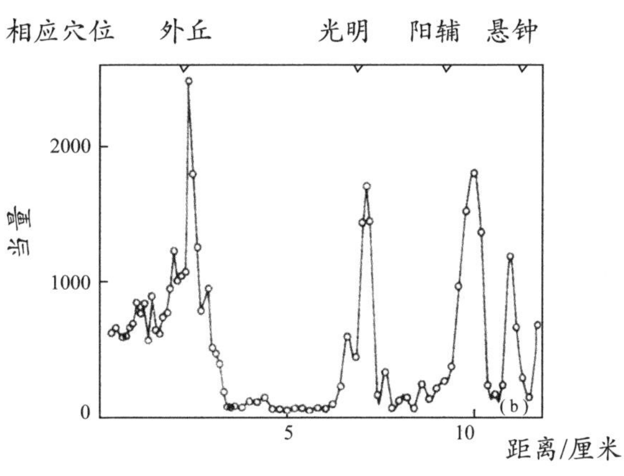

图 4　胃经钙离子分布图

多数慢性病，是我们用错了身体的结果。
我们需要的，不是灵丹妙药，而是一本正确的人体使用手册。

人体的硬件结构

在本章的开头，我们从人体功能的角度绘制了一幅人体系统的方块图，图中各个方块所代表的是包含硬件、软件和网络在内的功能，和我们所知道的传统的人体硬件有很大的差别。这一节我们将从人体的硬件来说明人体的结构。

人体的 11 个脏器各有一条相对应的经络，加上心包经，再加上人体躯干前侧的任脉和后侧的督脉，一共有 14 条主要的经络，它们彼此有着错综复杂的关系。例如每一个脏都对应着一个腑：心脏对应着小肠，肝脏对应着胆囊，脾脏对应着胃，肺脏对应着大肠，肾脏对应着膀胱，三焦则对应着心包。

从经络物质基础的研究中发现，手上和脚上的经络多数在骨间膜上，而脏的经络和其相应腑的经络通常都在同一片骨间膜的两面，所以这两个脏腑之间的变化会形成一致的病理现象。五脏对应着五腑，另外的三焦经与心包经也是在手臂的内外侧之间对应着。这种现象中国的医生在两千多年前就明白了，称之为“脏腑互为表里”。

对于这种对应的现象，不懂中医的人认为是毫无根据的。例如，中医认为寒气会入大肠经，而在西医看来，受寒是肺的疾病，和大肠不可能相关，一个是呼吸系统，一个是消化系统。两者在解剖中根本就是不相通的两个器官。但如果从经络来看，就会发现大肠经和肺经始终是紧密相邻的。

除了脏腑对应的关系，脏器之间还存在着相生相克的密切关系，古人将之以五行理论整理后，再依各个脏器的特性对应到五行之中，就得出：心属火、肝属木、脾属土、肺属金、肾属水。

五行关系讲究的是平衡，如果五脏中的任何一个脏器的能力较其他脏器强或弱，这种平衡就会被破坏。如心火太旺的症状，有可能是心脏自己的原因引起的，例如夏天天气热，这个季节自然容易产生心火太旺的症状；冬天肾气不足时，水克不住火，也会造成心火太旺的症状；春天肝气上升时，也会因为木生火而造成心火旺盛的症状。这种脏腑之间的五行关系非常复杂，一个好的中医师需要花费数年甚至数十年以上的时间进行经验累积才能完全掌握。掌握了这种五行变化的医生，可以非常准确地判断疾病的根源，甚至有“手到病除”的功力。坐骨神经痛，仔细观察疼痛的部位，其实痛的是胆经，肺属金，胆属木，金克木。肺的问题压制了胆的功能，有时肺热特别严重，就会造成胆经疼痛，这时只要在手臂肘部外侧的尺泽穴（图 5）压住不动一分钟，泄除了肺热，疼痛立即消失，真是手到病除。

但是这只是治标而已，这种患者多数都伴随着胆功能方面的疾

五行关系讲究的是平衡，如果五脏中的任何一个脏器的能力较其他脏器强或弱，这种平衡就会被破坏。

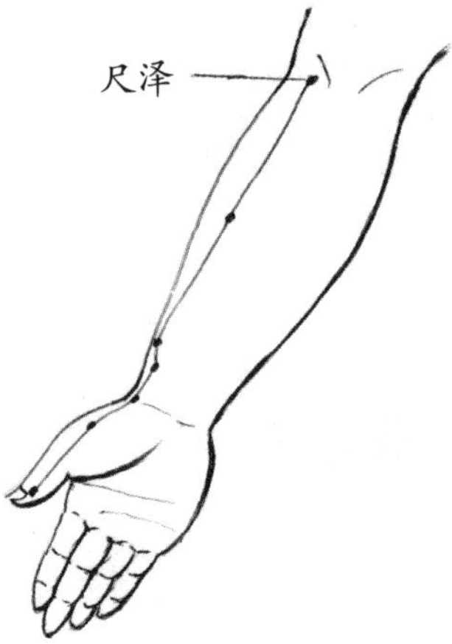

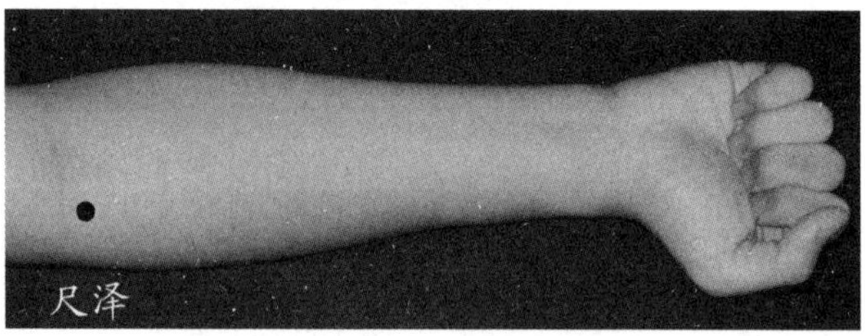

图 5　尺泽穴

病，严重的甚至都割除了胆囊。因此，只有彻底清除肺的寒气，才有机会使胆的功能不再受肺的影响，胆经的疼痛（即大腿外侧坐骨神经痛）才能不再发生。

虽然这种五行的理论不容易掌握，但本书会在后续的章节中将常用的几种五行规律做比较详细的介绍。即使没有这种手到病除的功夫，但只要能依照本书所提供的调养方法慢慢调整生活习惯，也能使血气能量上升，让人体的诊断修复系统发挥作用，从而消除这种疼痛，差别只是需要忍受稍长时间的皮肉之苦而已。因此，读者不用担心学不会那些难懂的金、木、水、火、土，有兴趣就学，没兴趣就不用学。

虽然每个人的血气水平都不一样，但是人体在不同的血气水平中，其五脏六腑都会形成平衡的状态，这样才不会有不舒服的症状。通常身体出现不舒服的症状，就是脏器之间失去了平衡，这时中医的治疗目标就是消除这种不平衡。

这里顺便一提的是，人体是一个充满智能的机体，前面例子中的胆经痛就是最好的例证。这种发生在四肢上的疼痛，通常是通知大脑人体生病的信号。

多数不明原因的疼痛可能都是经络痛，当人体脏器的能力不足时经络才会痛，多数时候在触压时才会有痛感，只有到了问题很严重时才会不碰也痛。因此，当发生不明原因的疼痛时，仔细分辨疼痛的位置是哪一条经络，直接按摩疼痛的经络，或者按摩其相生或相克的经络，多半就能够缓解疼痛。

有些人很容易扭伤手脚，多数人都会认为这是意外的伤害。其实只有真正的严重外力才会造成扭伤，一般性的用力不当是不容易造成扭伤的。通常被扭伤的部位会不断地重复受伤，其主要并不是外力造成的，而是该经络相应的脏器早就有问题，使得经络的弹性变差，人自然就容易扭伤了。这种扭伤不是偶然的意外，而是必然的结果。

人体的修复能力

现代医学认为人体有强大的修复能力，目前医学界对于各种身体外伤性的修复有非常详细且深入的研究，但是对身体器官的修复功能则研究尚少。

早期的西方医学源自现代仍存在于西方社会的同类疗法，认定身体有非常强大的修复能力，把身体的许多症状都归结为身体正在进行修复工作，因此，医生们并不随意干扰身体的运行，只是对外在变化进行简单的观察和协助。这种观念和当时的中医是非常接近的，甚至在许多方面和中医具有互补的功能。

自从细菌被发现，大多数的瘟疫被克服之后，追求证据成为西方医学最重要的原则。这种把疾病视为敌人的“对抗观念”的医学理念，在细菌性疾病的治疗上取得了空前的胜利，导致“对抗观念”成为整个医学界的主流。

而对于同类疗法的人体修复概念，以人类现有的科技能力，很难从活人身体内部深处实际观察到器官的自我修复情况。这也使得这种

多数不明原因的疼痛可能都是经络痛。

理论无法被新的实证原则证实，不能为新的医学界实证标准所接受。他们的方法渐渐成为另类疗法的一种，接受的人愈来愈少，这种器官自我修复的理论也就日渐式微。

现代人长期忙碌，光是每天供应身体所需的能量都不足，根本就没有多余的能量进行器官的修复。一旦有机会休几天假，又急急忙忙地安排旅游的行程，旅游期间也是努力地玩，生怕浪费时光。这种休假，身体并没有真正得到休息。这样的生活习惯使得血气能量长期处于下降的趋势，身体没有机会对五脏六腑进行清理和修复。

现代人直到退休后才开始整天无所事事，吃睡随意，血气开始回升。这时身体才有机会开始进行各个器官的清理和修复工作。当活动量减少，身体进行器官修复时，其化学程序必定和平时不同。例如身体在清理肝脏或肾脏时，很可能从肝脏或肾脏中排出许多废物，从而使静脉中的废物大量增加。而实际的情形是，身体在清理肝脏时，会使三酰甘油的数据剧烈上升，在清理肾脏时则会使尿中的尿蛋白大量增加。

现代医学的仪器诊断，对于各种数值只有一组上下限标准，超过标准的就认定是不正常。因此，身体在进行脏器清理或修复时，在现

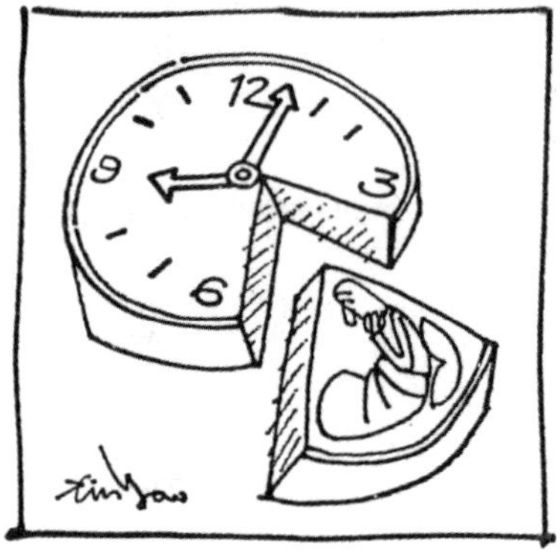

腾不出时间睡觉的人，迟早会腾出时间来生病。

代医学的诊断系统中必然会被认定是生病了。

虽然现代医学在概念上也认可人体有自我修复的能力，但是在实际的诊断上，则是完全否定身体具有自我修复能力的。医生在解读各种检查数据之前，必须先用其他方法判断身体处于哪一种化学程序，再选择适应那种程序的上下限标准，这样才能对疾病做出正确的判断。也就是说，现代医学的方法认定：人体的血气能量只有下降一种趋势，没有上升的可能性。

许多人都有一种经验，就是连续休几天假后就开始生病。原因是他原来的血气并不是很低，但是身体仍没有多余的能量从事清理或修复工作，因此，只要休息几天，血气升高了，就会有清理或修复的能力。身体一开始进行这类工作，就会产生不舒服的症状，在大多数人的认知里这就是生病了。因此，常常有人认为自己是劳碌命，一休息就生病。

血气能量的上升就是这么简单，只要多休息，尽量回归到自然的生活，血气自然就能上升，并不需要修炼任何特殊的功夫和技艺，也不需要吃特殊的补品。

身体是非常复杂的。我曾经从事人工智能的研究工作，主要是模拟人体的各种能力和行为，其中我印象最深刻的是人体的感觉系统。当我们闭上眼睛，别人用手在我们身上任何一个地方按一下时，我们立刻能够知道被触摸的位置，以及被触摸的形式和力度。从控制工程学的眼光来看，感受那么简单的动作，身体却需要有密布全身、用来传送位置和力量的信号传感器。当时我就明白，人体的设计是极为精细紧凑的。

人体必须在紧凑的内部空间传送各种营养物资，也需要把多余的废物送出去，又要传送各种感知的信息和操作肢体的信号，更要具备实际操作肢体运动的机构。因此，当初设计时所保留的各种通道必定极为紧凑，只够身体正常运行时使用，不会预留多余的空间和容量。

当我们平时劳累，身体没有能力排泄垃圾时，这些空间闲置着。当血气能量上升时，人体才有能力排泄垃圾，不但要排泄当天的垃圾，还要排泄前些时候搁置的多余垃圾。为了这些额外的工作，人体也必须输送更多的能量物资才能达成任务，这时候排泄垃圾所需经过各个部位的物资流量可能是平时的好几倍，有时候甚至需要开辟平常不使用的紧急通道。这些超量的负荷及平常不使用的功能，自然使身体感觉不舒服，这也就成了大家认定的生病症状。这就跟每逢假日高速公路上大量的车流使交通瘫痪是相同的道理。

因此，我们在感觉不舒服时，应该先想想自己这一阵子休息得如何，身体又在进行什么样的修复工作，而不是立刻怀疑身体是不是生病了。只要是休息多所造成的症状，多数是身体正在修复的现象，适

许多人都有一种疑问，为什么连
续休几天假后反而开始生病？

当地处理多半就不会有什么问题。

实际上，身体的各种脏器的修复工作都会造成人体各种不同的特异症状，有些症状会让人感觉不舒服，有些症状则是需要仔细观察才会知道。例如，肠胃的修复会让人感觉腹部胀气和连续几天的大便异常，有时候也会造成胸闷和心悸；肾脏的修复则会使小便中出现许多泡泡，到医院检查可能会被认定为尿蛋白过多。这种情况没有特殊的感觉，如不注意根本不会发现。

从中医的理论来看，人体的五脏六腑通常是保持平衡的，各个脏腑的能力和状态都不会相差太多。当一个器官有问题，其他的器官也不会好到哪里去。在修复过程中，身体仍然必须随时保持这种平衡。因此，修复工作是轮流进行的，每一个脏腑提升一点能力，就转换到另一个脏腑，一轮修复完毕再修复下一轮。只要持续保持血气能量上升的趋势，这种修复工作就会一直持续进行，直到所有问题都得到解决，身体再回到正常的运行。

对一些长期积累很多问题的人来说，这种修复工作开始后，每一个脏腑都需要数天至一星期甚至更长时间的修复，才会转换到下一个脏腑，然后下一轮修复时间就会缩短一点。随着大问题一个一个被解决，以及身体的能力愈来愈好，这种周期会愈来愈短，最后一两天“转”一个脏腑，甚至一天“转”好几个脏腑。

对于脏腑修复的先后次序和修复的程度，身体会衡量问题的严重性和自身能量的状况进行最佳的调配。每一个经历过这种过程的人都会非常惊讶于人体的无所不能，如果更仔细地观察，还会发现身体的系统是以极高的智能系统化进行着每一项看似平凡的工作。

许多人在退休后一段时间，开始出现各种疾病的症状。很可能这些症状是退休后的大量休息使身体的血气能量迅速回升造成的，这是由于身体启动了修复五脏六腑的能力和机制，出现症状是血气上升的正常现象。但是到了医院，这些症状都会被当成身体发生了故障，人会不断地接受各种检查和治疗手段。如果这些人能够理解身体的能力和行为模式，正确地对待和处理每一个症状，很可能会有一个完全不同的生命结局。

第三章　人体的血气能量系统

在人体的系统方块图中，我们定义了一个能量供应系统，这就像个人计算机中的电源供给器（power supply）是计算机的能量供应中心。可惜的是，目前还没有科学的方法可以测量人体的能量。

中医衡量患者血气的情况大多采用多方采证的方式，从患者的外在表现，例如头发的粗细和颜色、皮肤的颜色、嘴唇和牙龈的颜色、舌苔和舌体状况等，利用知识和经验来评估及判断。由于这种方式缺乏客观的数据，每个中医师的诊断都会有差异。

虽然目前没有仪器可以直接测出人体的血气能量，但是我们利用传统中医古籍所提供的数据，加上我们多年累积的观察经验，仍然能够对人体的血气能量进行正确的判断并将之分类，发展出一套模型。我们可以用这个模型来推断疾病发生的原因，再依据这些原因拟订治疗的方案。

五个血气水平的疾病和症状

就我自己对中医的理解，我将人体的血气能量依高低水平分为五个等级，由于古时候数字概念不是很普遍，因此用阴、阳和虚、实来表达（前面章节已解释过）。接下来我们用现代的语言来说明这些等级的区分。读者可以尝试将自己的情况分类，了解自己处于血气能量水平的什么等级。

健康水平

用中医的眼光来看，健康水平的人各方面都很平衡，既不偏阴也不偏阳，既不偏虚也不偏实。相对平衡正是中医追求的目标，因此，这是最健康的等级。这个等级的特征是身材匀称，脸色红润，脾气温和，作息规律，同时有很强的免疫力，不容易被各种外来的疾病侵袭，不容易生病。这样的人一般很少见到，或许练太极等传统功夫有较高境界的人才会有这样的身体。

阳虚水平

阳虚水平的人血气低于健康水平。造成血气下降的原因有很多，如睡眠太晚，或长期营养不良等。这时人体抵抗疾病的能力和疾病侵入的能力很接近，不分伯仲。因此，当有外来的疾病菌侵入时，人体仍有能力抵抗，但是不像健康水平的人一样可以很快地击退疾病，而是会在身体的各个器官发生激烈的战事，因此会出现各式各样的症状，常会被认为是体弱多病。一般来说，经常感冒甚至发热的人，或者有过敏性体质的人，其血气水平都处于这个等级。

阴虚水平

血气下降的趋势长期不能扭转，血气降至低于阳虚的下限后，就变成阴虚水平。由于人体的能量太低，诊断维修系统无法完全正常工作，疾病入侵或器官的损伤如没有导致立即发生的危险，就暂时将之搁置。这时的血气只够维持日常工作或活动的需要，一般的病菌侵入时，人体并不能抵抗，疾病便长驱直入。由于没有抵抗的“战事”，因此人体也没有任何不舒服的疾病症状，但是会在人的肤色、体形及五官上留下痕迹，有经验的医生能够识别出来。

这样的人是目前社会的最大群体。许多人都觉得自己非常健康，有无穷的体力，每天忙到三更半夜，尽情地透支体力也不会生病，这些就是阴虚水平血气能力的典型症状。

这种气血水平的人，熬得愈晚精神愈好，这是由于人体日常产生的“血气”无法供应每天的透支，只好从人体原本储存的“相火”中提取。通俗地说，这种气血水平的人并不是没有病，而是没有生病的能力。每个人在这个血气水平可以维持的时间是不同的，一方面取决于幼年或年轻时的生活作息是不是正常，有没有储存足够的能量；另一

欲望是健康的最大负担。

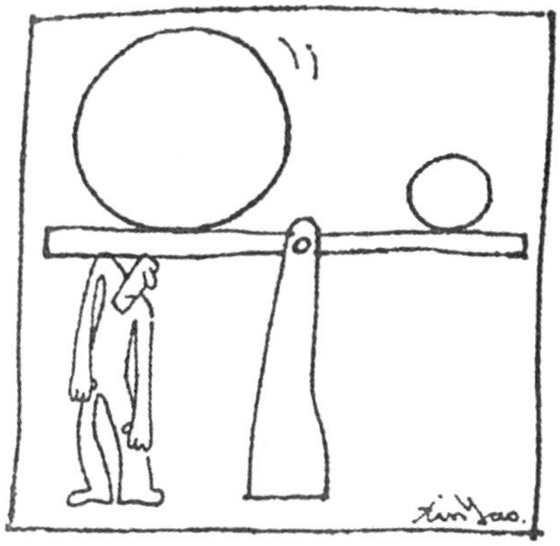

方面也取决于他平时是不是会抽空休息，补充能量。在农村长大的人，比在城市长大的人更经得起长时间的能量透支，这是由于在农村长大的人在幼年时的入睡时间较早，其身体储存了较多的能量。现代的孩子，比上一代都睡得晚，将来可以透支的能量必定较少，生病的可能性也会比较大。

阴阳两虚水平

由阴虚的状况继续消耗能量，等到储存的能量即将用尽的时候，也就是“火”快用完了，就到了“阴阳两虚”的水平。这时人体会经常处于疲倦的状态。这个时候人体为了取得必要的能量，会到肌肉里或其他部位提取能量。

这时的“能量用尽”，指的是在安全库存范围内的低水平，不是真的完全用尽。人体的能量透支到了这个水平，会暂时停止能量的透支，身体很容易出现疲倦的状态，从而强迫人体多休息，这是一种人体的自我保护措施。

在农村长大的人，比在城市长大的人更经得起长时间的能量透支。

血气枯竭水平

由阴阳两虚的血气水平再继续下降，最终降低到中医所说的“阴阳离决”的水平，用比较通俗的说法就是“血气枯竭”。这时人体血气亏虚导致肝火炽盛，会使人夜间难以入睡，睡得越晚精神越好。这个阶段的肝火旺，所透支的能量已经超过了人体安全库存下限，身体已经到了山穷水尽的阶段，不得不透支各种可能转化的能量。这时越不睡觉，人越虚，肝火越旺，从而形成恶性循环。胆经阻塞引起胆汁无法分泌，所吃的食物无法转化为造血材料，导致营养难以被吸收。

这个阶段的患者，由于连控制五脏六腑的能力都丧失了，患的都是非常严重的疾病，而且多数是目前医疗技术无能为力的，例如各种癌症、肾衰竭、脑卒中等。由于血气枯竭，同时对五脏六腑都到了失控的地步，因此，这时的人体很容易出现各个脏器在很短的时间内陆续发病的并发症现象。其实，并不是第一个发病的器官拖累了其他器官，而是各个器官同时都达到了发病的临界状态，一发不可收拾。

图 6 是五个血气能量升降示意图。人体的血气下降速度很慢，数以年计，但是上升却很快，数以月计。在血气上升至阳虚之前，一个人如果能每天早睡早起，勤敲胆经，那么他的血气将很快上升。通常经过一个月的调养，他自身就会有体力和精神明显改善的感觉。经过四五个月，就有很好的效果，别人从他的气色上就能看出明显的变化。

多数人就算血气很低，在一年之内都能达到阳虚水平。在血气到了阴虚水平时，由于身体开始处理部分较严重的潜在疾病，其上升的速度大为降低。到了阳虚水平，身体则开始处理更多的疾病，血气上升的速度就更慢。每个人的上升速度都不同，根据疾病种类、轻重程

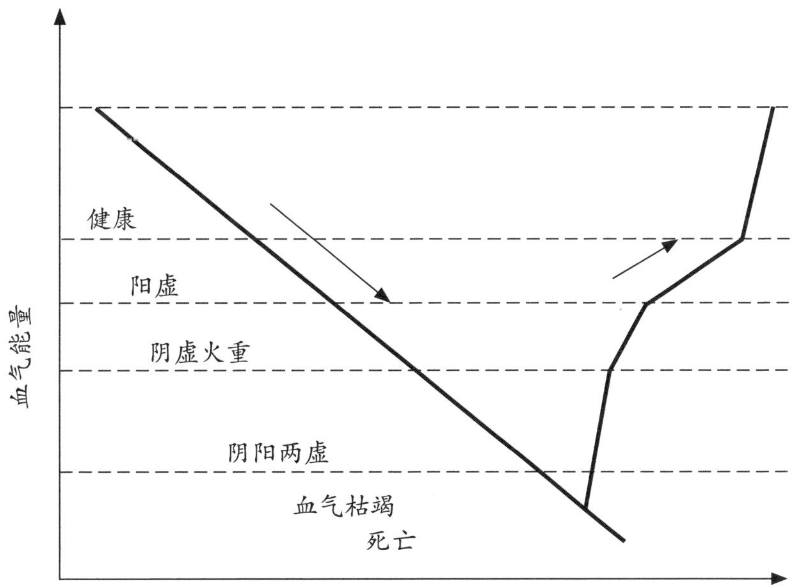

图 6　五个血气能量升降示意图

度和生活作息的改善状况的不同，每个人需要不同的康复时间。

处于任何一个血气水平的人，只要能将血气从下降的趋势转变为上升的趋势，假以时日，血气的水平就会不断上升。而多数内脏的疾病也就是慢性病，只是表现为不同程度的低血气水平的症状而已。因此，只要提升血气水平，各种慢性病都有康复的机会。

人体血气升降趋势的症状和疾病

人体在血气上升和下降时都会出现生病的表现，虽然这些表现可能极其相似，但实际上是由完全不同的原因造成的，当然也必须采取不同的治疗方案。

阳虚患者生病时有不舒服的表现，存在两种可能：一是血气在下降；二是血气在上升。

在血气下降的过程中，人体从健康进入阳虚，这时身体的能量不足以将疾病快速击败，因此经常生病。这样的情形痊愈有以下两种可能。

一种是努力改善生活规律，增加身体的能量，使自己回到健康水平，让身体有能力随时快速地击败疾病。这是真正的痊愈。

另外一种可能是继续过着不规律的生活，消耗血气能量，使血气下降到阴虚水平。由于身体的自我诊断维修系统不再全面工作，一些小毛病就不再被处理，身体也就没有症状，实际上身体更差了，但是患者会以为这些小毛病已经痊愈了，但这不是真正的痊愈。

在血气上升的过程中，患者从原来不会生病的阴虚水平进入很容

多数的慢性病，只是表现为不同程度的低血气水平的症状而已。

易生病的阳虚水平。表面上看从原来不生病到很容易生病，多数人都认为这是身体变差了，但实际上是血气上升、身体变好的结果。

许多人都有这样的经验，平常很忙，没有时间生病。一休假，在家睡两天，就开始生病了。这就是从阴虚进入阳虚的现象。开始上班以后，忙两天，血气又下降到阴虚水平，身体也就不再生病了。建议这样的朋友，等工作较轻松时开始有计划地调养，找一段时间休个长假，让身体有机会把该处理的问题处理干净。

如果无论如何都挤不出时间而又真的想把身体弄好，那么就狠下心来，把工作辞了，在家里休息半年。把身体里长期被搁置的疾病祛除，也就是把血气调到阳虚水平，“好好地”生几场病。有时候调养的时间可能会长达好几年，大多数患者都会嫌时间太长。其实想想，我们几十年用下来的身体，用使用时间的十分之一将之调养回来，应该是很合理的。

运动会打通经络，强化心脏的功能，提高清除体内垃圾的能力，但是并不会增加人体的血气能量。

不是所有运动都会增加能量

运动会打通经络，强化心脏的功能，提高清除体内垃圾的能力，但是并不会增加人体的血气能量。不仅如此，运动还会消耗大量能量。因此，运动后一定要吃得好、睡得早。运动后的睡眠质量通常都比较好，这样不但能把运动消耗的能量补回来，还能有剩余。这样的运动就对身体有很大的益处。如果运动后没有早睡，运动消耗的能量无从补充，那么这种运动对身体不但没有好处，还有坏处。就像把一个公司的销售工作分为销售产品和收货款两个部分，如果只销售产品不收货款，那么该公司一定很快就会倒闭。运动和睡眠也同样是两个不可分割的整体。只运动，不早睡，就像只销售产品不收款一样，身体很快就会垮了。

运动对健康的影响，主要是加快血液循环的速度，这样可以使一些闭塞的经络得以畅通，特别是对于心包经的打通有很好的效果。心包经的通畅，可以强化心脏的能力，提升人体的免疫功能，也会加快人体的新陈代谢，加快体内废物的排出。

人体的发胖，多数是由心包经的不通畅导致垃圾（脂肪）堆积的结果，运动之所以具有减肥的效果，是由于运动有助于打通这条经络。运动需要消耗人体的能量，大量的体力消耗会使人产生疲倦感，进而让人增加睡眠的时间，改善睡眠的品质，从而增加人体造血的时间，使血气水平得以提高。也就是说，能量提升不在于运动，而在于运动之后的睡眠。血气不足的人，如果只是单纯地运动，完全不改善生活习惯，不增加或调整睡眠的时间，那么他的运动只是无谓地消耗血气能量而已。

在现代，许多繁忙的人都利用夜间进行运动，人体经过了一整天的体力消耗，到了晚上必定已经没有多余的能量可供运动，因此，夜间运动时身体必定是调动储存的肝火。由于运动的激发，人的精神处于亢奋状态，在夜间九、十点钟停止运动之后，他至少需要两三个小时才能让这种亢奋状态消除，才可能入睡。由于肝火仍旺，他这一夜的睡眠必定不安稳。这种运动对身体没有任何益处，如果形成长期的习惯，反而会成为健康的最大杀手。多数人都以为运动可以创造能量，因为人在运动之后精神特别好，殊不知这完全是透支肝火的结果。

有一次，一个哮喘患者来找我们的医生，医生看过之后，只给他口头的建议，不教他推拿的方法。我感到很奇怪。医生事后告诉我，这个患者哮喘已经很多年，最近参加晨泳后，哮喘就好了。可是医生观察他的血气水平，仍然很低。于是，医生判断，他的情况是原来的血气在阳虚水平，血气水平并不太低，因此身体会经常进行寒气的排出，于是产生哮喘。近期他虽然参加晨泳，但是并未早睡，吸收功能也没有得到改善，血气水平更差，从而下降到了较低的阴虚水平，身体不再有足够的能力驱除寒气，他就从原来的经常哮喘变成了没有能力喘。症状消除了，患者便以为哮喘已经痊愈了。

在这种情形之下，医生如果建议他早睡早起并进行经络调整，必定会使他的血气很快从阴虚回升到阳虚水平。这时，他会开始排出寒气，哮喘再度发作。患者不会认为早睡早起会使他发病，一定会认为是我们的经络调理方法导致。这样，我们将陷入有口难辩的地步。因此，医生最好的做法只能是给予口头建议，建议他早睡早起，让他的哮喘再度发作，这样才好进行下一步工作。但是，这样的患者，多数会认为是他以前运动就将哮喘治好了，不会相信我们的说法，最终的结果必定是他继续用自己的运动疗法。

从这三个血气模型，加上本书随后介绍的方法，可以发展出一套养生治病的方法。无论身体处在哪一个血气水平，只要能做到早早地睡觉，再配合敲打胆经，多数情况下能使血气从下降的趋势逆转为上升趋势。

只要血气上升到阳虚水平，身体的免疫系统、诊断维修系统将陆续恢复功能，逐一清理、治疗人体存在的问题和疾病。这时身体会先出现许多小毛病，随着这些小毛病被一一清理，身体的状况会逐步好转，血气会逐渐增加。只要血气长期呈上升趋势，恢复健康就只是一个时间问题而已。

> 无论在哪一个血气水平，只要能做到早早地睡觉，再配合敲打胆经，多数情况下能够使血气从下降的趋势逆转为上升趋势。

血气能量的储存

“体力透支”是我们经常使用的词句，体力既然能够被透支，那么就必然能够被储存。

“血气”是中医用来说明人体能量的名词，根据中医的解释，血气包含人体的许多物质，其中血液是人体能量最重要的代表。血液总量和人体的血气能量成正比，人体的能量是通过血液来储存和运送的。

如果每天造血的数量大于血液的消耗量，那么人体的血液总量就会愈来愈多，多余的血液就会进入人体的各个脏器。例如，肝在中医里是有藏血的功能的，而人体很虚弱时，肾脏也会萎缩。所谓的肾脏萎缩，也就是肾脏中的血液量减少了。因此，如果人体长期处于血液总量不断上升的状态，那么各个脏器中也都充满了血液，骨头中也都充满了骨髓。这就是血气能量储备充足的状态。

反之，如果每天的造血量少于血液的消耗量，那么人体的血液总

血气包含人体的许多物质，其中血液
是人体能量最重要的代表。

量就会愈来愈少，各个脏器中储存的血液也就愈来愈少。当脾脏中的藏血减少时，人体的诊断维修系统的功能就会减弱，免疫能力自然也会下降。当肝脏中的血液大量减少时，由于长期得不到血液的滋养，肝脏会逐渐出现萎缩或者硬化的现象。当肾脏的藏血减少，血液中的代谢产物便无法通过肾脏排出去，小便的颜色就会逐渐变淡，最终呈现完全清澈的状态。随着血液总量继续减少，肾脏最终不再发挥作用，这种情况就会演变为尿毒症。

人体血气储存的机能也像给手机电池充电一样，充电的时间远短于使用时间，我们只要掌握了人体造血机能的各项条件，就能使血气能量快速上升。反之，长期处于透支状态的人，其幼年时所储存的血气能量，也可以支持其数十年的消耗。

血气能量是可以储存的，这是一个很重要的逻辑观念。用这样的逻辑能够说明有些人长期不正常地生活，每天只睡很短的时间而没有立即出现疾病症状，是因为他年轻时储存了较多的能量。但是，随着能量继续透支，这些人终究免不了生一场大病。

人体利用储存的血气能量，有点像大楼停电时使用备用能源系统。

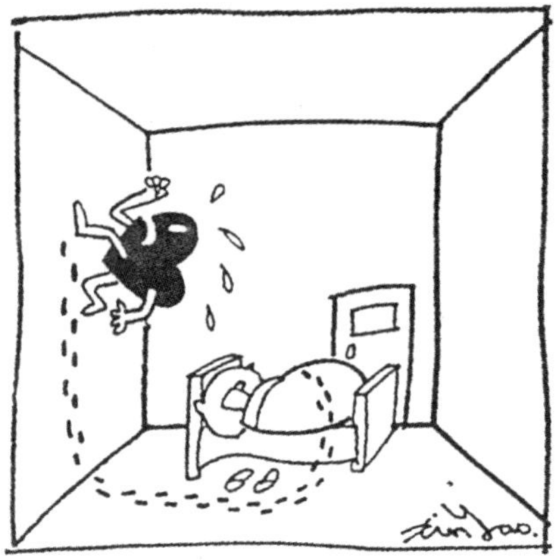

肝热的人，梦多，睡不沉。

由于备用能源系统的储存量有限，为力求大楼能够运行最长的时间，在使用备用能源系统时，通常只给大楼最重要的部分供电，例如大楼中的照明系统和消防系统等，耗电量大的空调系统则停止运行。

同样地，人体在血气不足而开始启用备用能源系统时，也仅将能源供给必要的人体功能，而消耗能量大的人体诊断维修系统就暂时被停止能源供应了，当然也就停止运行了。

中医将正常的能量称为“血气”，将备用能源称为“火”。使用备用能源时，身体的主要表现是睡得越晚精神越好，也就是中医常说的“心火盛”或“肝火旺”。

由于使用备用能源时，诊断维修系统几乎停止运行，人体没有不舒服的疾病症状，许多人就误认为自己身体很好，从来不生病，可以任意透支体力。也有些人，平常忙起来不生病，一旦停下来休息，立刻浑身不舒服。这就是有的人平常都使用备用能源，一旦休息下来，血气能量多了，诊断维修系统开始运行，人体就有不舒服的疾病症状。

有些人明明身体已经很糟了但还是不知道保养，不知道休息，认为工作上没有自己不行，每天都要拖到半夜一两点钟才上床睡觉。等

血气能量是可以储存的，这是
一个很重要的逻辑观念。

他拖垮了身体进了医院才后悔莫及。

记得有一次在一家公司看到一幅标语：“今天工作不努力，明天努力找工作。”套该标语的语意，也给大家一句忠告：“今天不好好睡觉，明天好好睡长觉。”与其累坏了生病住院疗养两个月时间，还不如提前在家休息两星期来得好。这是非常简单的道理，偏偏就有很多人想不通。

我们经常给患者的建议是：养生之道的根本，就是经常留一分血气能量给自己。“早睡早起身体好”是我们从小就被再三教导的常识，只是一直没有受到大家的重视，大家也不明白晚睡晚起有什么不好。现在有了血气能量的观念，大家应该能明白，坚持早睡早起，就能有一个健康的身体，这真是再简单不过了。

如何观察血气的水平和趋势

谈了许多血气的观念和模型，可是如何才能知道自己血气水平的高低呢？

虽然目前仍然没有适当的仪器可以很方便地测量人体的血气水

> 坚持早睡早起，就能有一个健康的身体，
> 这真是再简单不过了。

平，但是我们有几个简便的方法可以用在一般的诊断中。最简单的是观察嘴唇和牙龈的颜色，这两个部位会明显地反映身体内血液的颜色，而且会留下过去一段时间内血气状况的痕迹。

长期血气透支，会使嘴唇的颜色渐渐转暗，严重的会变为紫黑色。但是改善睡眠习惯之后，嘴唇的颜色会从下嘴唇的内侧开始，由内而外地逐渐改变。要改变至嘴唇的中间部位，使之可以从外部看到明显的里外颜色差异，则至少需要半年的时间。要使整个下嘴唇颜色全变成淡红色，则需一年以上的调养。因此，只要观察上下嘴唇的颜色差异，就能判断过去这段时间里这个人的血气是不是处于上升的趋势，而且也能判断其调养时日的长短。

牙龈是另一个非常容易观察血气的部位，特别是对一些原来血气很低的人来说，他原来的牙龈颜色多数都很深。如果他依照本书的方法调整生活习惯，约两周到一个月之后就会在牙龈靠近牙齿的部位出现一条很细的新肉痕迹，这部位的颜色接近粉红色，和原来的深色形成强烈的对比。随着调养时间的不断加长，淡红色的部分会逐渐增加，两色中间会形成一条很清楚的界线。只要观察这条线的位置，就

能知道这个人在过去一段时间内生活习惯和工作压力的变化。如果牙龈的颜色很淡，那就表示这个人睡眠的时间够长，但睡眠时间不对或吸收不良，血气仍然不足。正常人的血色应该带点红色。

在血气增加的过程中，牙龈上的牙肉会愈长愈厚，露在外面的牙齿愈来愈短，牙肉会逐渐长到牙齿的缝隙中。这也是观察血气趋势的好方法。相反，如果血气不断下降，牙龈上的牙肉就会愈来愈薄，也就是牙肉会逐渐收缩，牙齿会愈来愈长，直到牙根都露出来，人就很容易得牙周病。

所以说牙周病是血气下降的结果，改善牙周病的方法很简单，只要依照本书的方法调养一段时间，让牙肉长厚一点，牙周病就会逐渐改善。不过提醒患牙周病的朋友，在调养的初期，应该先找牙医把牙根上的结石祛除，否则牙肉往上长之后，会将结石包在牙肉中，日后很容易导致发炎。而且清除包在牙肉中的结石也很麻烦，需要将牙肉割开。

手掌的颜色和肤色也会提供观察血气的重要信息。如果一个人脸色红润，且其掌心也是很红的，那么这种红是肝气上冲造成的，这种红润不能代表这个人原来的血气。如果肝气泄除了，脸上的红润可能就完全褪光了。正常的手掌颜色应该是掌心白、指尖红，这样的手掌颜色表示这个人目前肝气不盛，脸上的红润就是真正的健康色。

当一个人刚开始调养，其手掌的颜色会不断地变化。每个人变化的方式不完全一样，必须视其起步时的状况而定。

另外，手掌摸起来非常软的人，他们血气很低、血中蛋白很少，

那么多的名医和秘方，需要足够的智慧，才找得到生门。

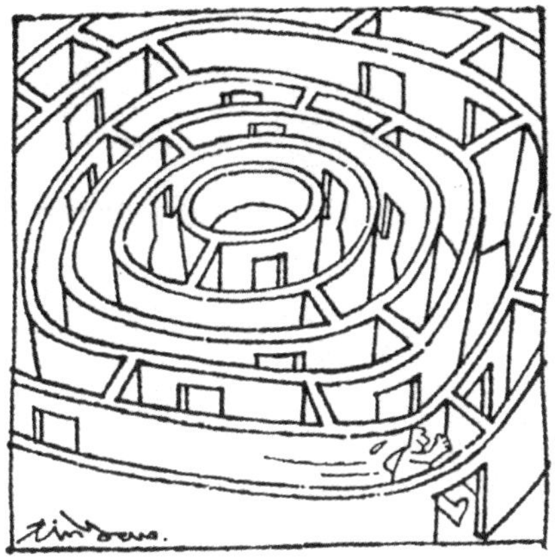

这可能是他们手上已经有一部分肌肉被转化为糖用掉了。当这个人调养三四个月后，血液中蛋白质就会增加，本来正常的血糖也会跟着升高。如果到医院检查，就会被诊断出糖尿病的症状。这时不用紧张，只要依照本书中“糖尿病”章节中的方法，继续调养，糖尿病两三年内可能会自然痊愈。手掌非常厚而且粗的人，其血气必定很低，以至于手掌中堆积了许多垃圾。如果表面的皮肤也久未换新，那么显然皮肤组织的再生能力也很弱。手背上的血管也会提供重要信息，血气很低的人，其血液总量必定也不高。有些血管不明显的人，到医院打针时不容易找到血管，有时血管的部位甚至呈凹陷状。有些血脂很高的人，其血管的颜色会很深，比如前面提到患糖尿病的人，他们的血管看起来较粗，但没有弹性。随着血气的提高，他们的血管会愈来愈饱满，颜色也会愈来愈淡，而且愈来愈有弹性。

观察血气变化在人体外表留下的各种痕迹，就能明白健康检查不一定需要完全依赖仪器，仔细留意就能了解自己真正的健康情形。除了这些迹象，在人身上还可以找出许多其他的症状，例如白头发的人胆功能必定不好，血气也不会好；皮肤干且灰的人更是血气极端低落等。这些迹象都可以观察到血气的水平和变化的趋势，就留待专业的医生去学习了。

许多人都把体质问题归咎于遗传。例如，多数年轻时就有白头发（俗称“少年白”）的人常常会说，这是遗传的，我父亲（或母亲）就是这样。其实白头发的形成和治疗感冒的用药习惯有密切关系，有些人非常注重保养身体，一有感冒迹象就立刻吃药，这样他身体上的寒气根本无从宣泄，就很容易长白头发。而这样的人照顾孩子，也必定采用同样的逻辑，他们的孩子长大了自然很早就有白头发了。

许多所谓的具有遗传易感性的疾病，很可能是由一家人相同的生活习惯和用药习惯而导致的。

第四章　寒　气

“寒气”是现代人很少使用的名词，“感冒”则是每一个人都熟知的。感冒的症状是打喷嚏、流鼻涕、咳嗽、头痛、发热、喉咙痛等，寒气是感冒的病因之一。在中医中寒气虽不是一个很严重的病因，却影响深远、贻害无穷。

打喷嚏是人体的正常机能之一，主要是用来排出进入鼻腔的异物。而鼻子里的异物种类很多，只有鼻涕形式的异物我们才认定是“感冒”。因此，排出鼻涕才是打喷嚏的主要原因，治疗感冒不应该阻止打喷嚏，而是必须找出流鼻涕的原因。

有许多不同的原因都会造成打喷嚏、流鼻涕这类的症状。在中医的观点中，对疾病的认定并不以其症状为主，而是以其病因为主。因此，对于受寒所造成的打喷嚏、流鼻涕的这类症状，中医就称之为风寒。由于风寒所引起的症状非常多，自古以来许多著名的中医师都对

“寒气”是中医特有的词。

风寒极为重视。著名的汉代名医张仲景所著的医书虽然包罗各种疾病，却以“伤寒杂病”为名，就是这个原因。用现代科技知识可能更容易说明中医关于风寒的观念，“风”和“寒”是两种不同的疾病，“风”指的是“风邪”，“风”字的繁体字形“風”中有个“虫”字，也就是有外来的病因，一如现代医学所称的细菌或病毒。古时候的中国人虽然不知道细菌的存在，但是猜到是有某种类似虫的东西会让人体感染疾病。

“寒气”是中医特有的词。中医所说的“气”字，有多种不同的意思，既可以指我们熟知的空气，也可以指气功师所练的无形罡气。

“寒气”指的是人体受寒时所产生的致病因素。从物理学的观点来看，热量会在所有相邻的物体之间传递，从高温的物体传向低温的物体。因此，当人体处于低温环境时，身体的热量会不断流失，直到体温和外界温度相同为止。人体的体温下降，在医学上被称为“失温”，如不阻止，会有致命的危险。因此，当人体面临低温环境时，第一种防卫措施是迅速适当地降低体表的温度，缩小人体和外界的温差，降低热量流失的速度。但是，人体能够下降的温度很有限。

腾不出时间睡觉的人，迟早会腾出时间来生病。

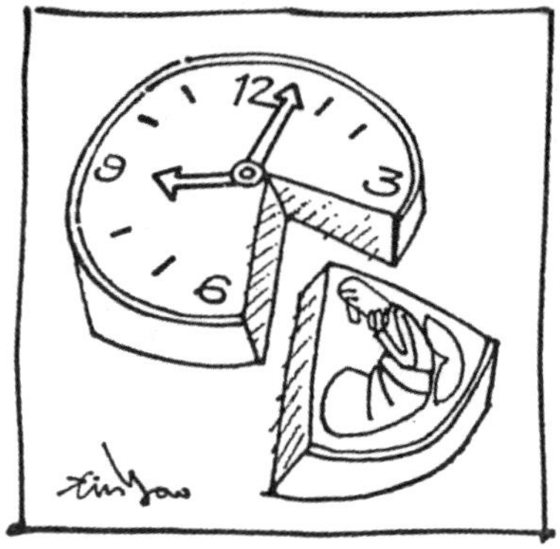

当热量仍然迅速流失时，人体会启动第二种防卫措施，那就是利用化学的方法燃烧某种物质，使之产生热量。这种措施必定在皮下靠近体表的部位进行，以防止体内重要的器官失温。这种被燃烧的物质通常是在体表流动的体液中的某种物质。这里所说的燃烧和我们日常所说的燃烧不完全一样，并没有真正的火焰，只是将两种不同的物质进行化学反应，使之产生热量。

人体是一个高超的化学魔术师，当外力对骨头造成伤害时，断裂的骨头周围会因血管破裂而出现内出血，这些流出的血液会围绕在断骨的周围。这时，人体会分泌某种物质，把这些血液改变成骨细胞，使之迅速和原有的骨头结合成一体，从而自动修复断裂的骨骼。人体的这种修复方法，是现代医学所熟知的。

人体如果能够利用转化血液为骨细胞的方法修复骨骼，应该也能够利用转变物质产生热量的方法来防止热量的流失。在化学上有许多方法能通过转变物质产生热量，最简单的例子就是燃烧碳分子产生热量。

$C_2 + 2O_2 \rightarrow 2CO_2$ ＋热量

人体内充满了各种不同的碳水化合物，适当地改变其中碳、氢、

多数慢性病，是我们用错了身体的结果。
我们需要的，不是灵丹妙药，而是一本正确的人体使用手册。

氧的比例，或加入某种物质，都可能使人体产生热量。这种方法，会使原本正常的体液变为低热含量的体液，同时释放出热量，弥补因外界低温而流失的热量，降低人体失温的速度。这些被改变过的体液不能再像原来的体液一样供人体使用，而成为必须排出体外的废物。这种变质的体液很可能就是中医所说的“寒气”。也就是说，寒气很可能不像气功一样是一种抽象概念，而是一种具体的物质，既可能是液态的，也可能是固态的。

由于热量会从人体的各个部位流出，寒气的物质也就可能会出现在各个不同的部位。人体针对不同部位的寒气，处理方法都不相同，于是就形成了各种不同症状的感冒。

例如，人体背后的寒气会直接积存在膀胱经（图 7）中，长期堆积的话，人的背后会形成一层厚厚的脂肪，这些脂肪有一部分是那些变质的体液长期累积而成的。

头顶的寒气会直接堆在头顶上。通常头顶只有一层薄薄的皮肤，用手按压时应该会有硬硬的感觉。但是寒气堆积得多了，头顶就会形成一层软软的物质，摸起来像一层海绵垫似的。头顶的寒气堆积得更

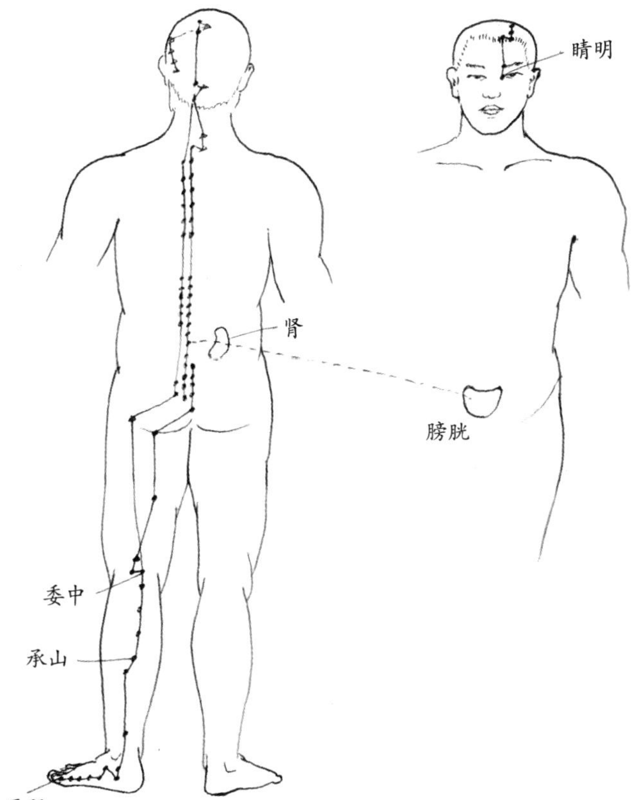

图 7　膀胱经

很多人身体力行地奉行本书中的一式三招及健康观念，健康真的就这么实现了。

严重的话，会在人的前额左侧或右侧形成一个硬硬的肿包，到医院诊断时会被医生认定为骨质增生。这是将寒气用固态的形式进行积存的物质。

上半身正面的寒气会积存在**肺经及其经别**（经络的分支，图 8）中，这两组经别在人体胸前中线的两侧。正面的寒气也会积存在**胃经**（图 9）中，胃经从眼部下方一直延伸到脚趾，大腿正面是最容易积存寒气的部位。严重的胃经寒气堆积，会使大腿正面形成一层硬而厚的组织，使大腿的伸缩发生问题，从而让人行动不便。这种疾病很少有医生能够诊断出它和胃有关联，经常会成为难以医治的疑难杂症。有人跛了数十年，无论如何都难以想象这个病是由胃经的寒气所造成的。

侧面的寒气则积存在**胆经**（图 10）中，只要寒气侵入人体，这个部位就无法幸免。这个部位的寒气有时会在大腿外侧形成一条条的横纹，由于寒气的物质会阻碍经络的流通，寒气堆积的部位附近所产生的垃圾就无法排出，寒气和垃圾累积多了，大腿外侧就会显得特别胖。

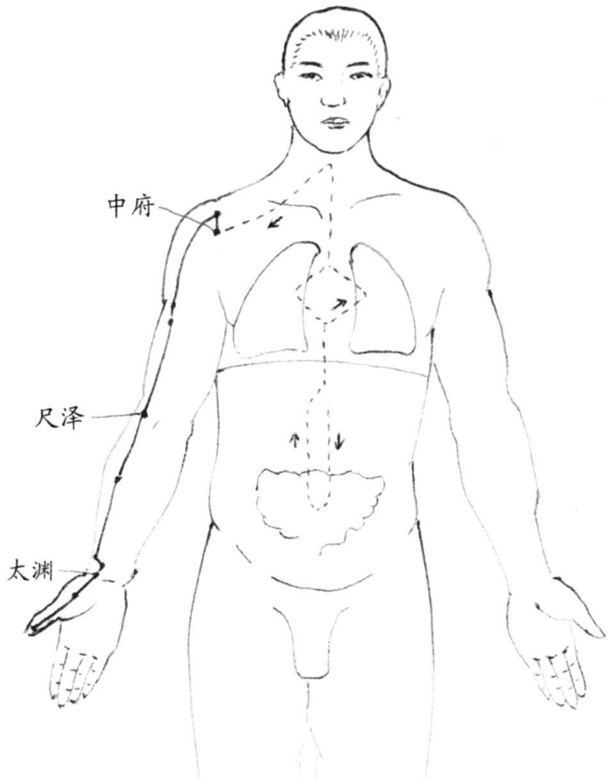

图 8　肺经

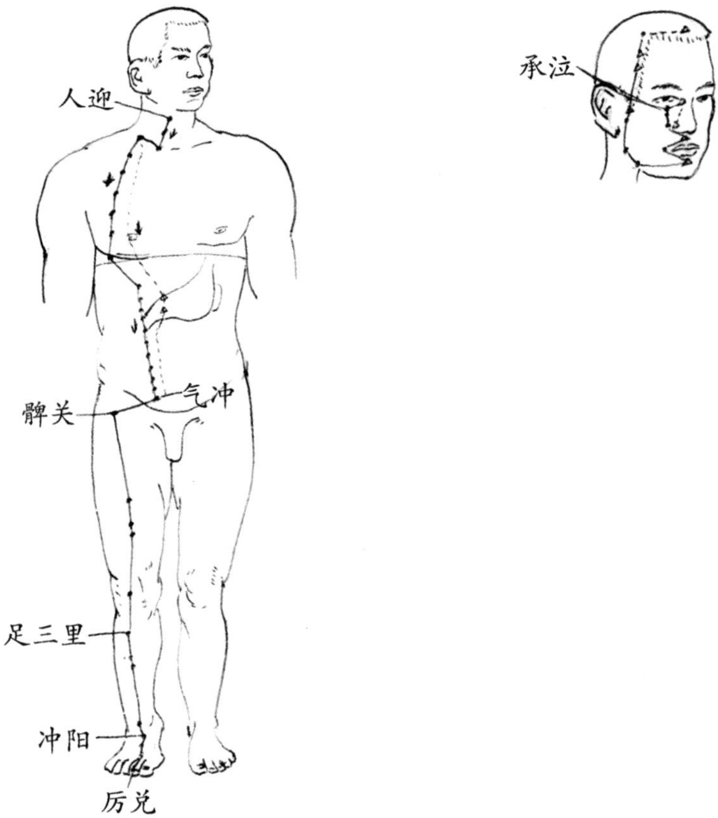

图 9　胃经

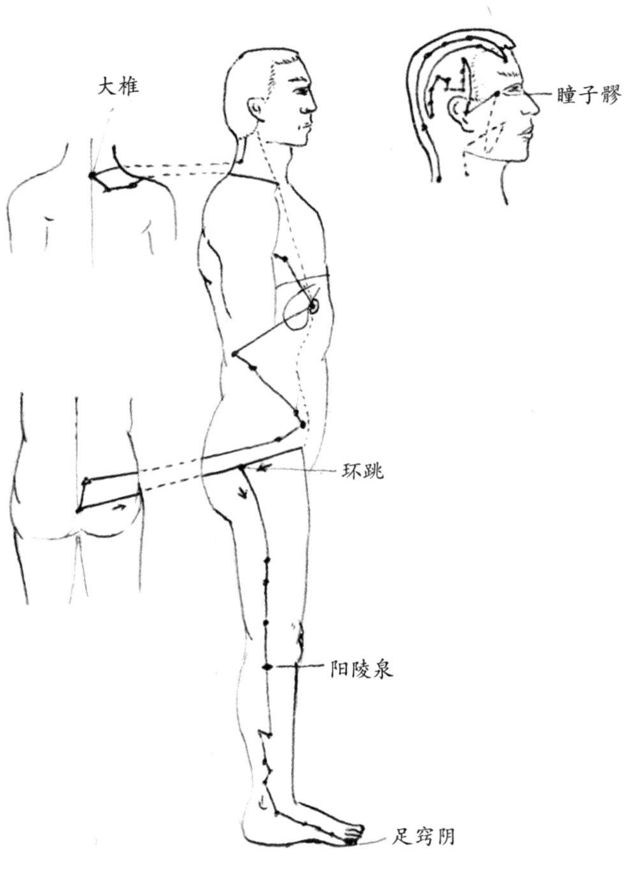

图 10　胆经

敲胆经一方面能刺激胆经，强迫其分泌胆汁，另一方面也能使这些堆积的废物流动起来，进而排出体外。

这些废物由于不是人体的组织，因此会在组织之间流动。如果这个人喜欢运动，其大腿部位寒气和组织废物所形成的垃圾会往下流动，转而堆积到小腿肚上，从而让人形成“萝卜腿”。通常男人较女人活动量大些，因而女人的寒气和组织废物多数堆在大腿外侧，男人的则大多堆在小腿肚上。这种现象即由本书前面所说的寒气导致胆经阻塞造成的，也就是胆经的寒气堆积造成胆功能受阻，再造成吸收的障碍。敲胆经一方面能刺激胆经，强迫其分泌胆汁，另一方面也能使这些堆积的废物流动起来，进而排出体外。

寒气从人体的皮肤进入身体之后，如果人体所承受的寒气分量不多，同时血气充足、经络畅通，那么身体很快会将寒气从表皮受寒的部位运送到排泄通道。鼻腔是其最主要的通道之一，一两个喷嚏就能将寒气排出体外。如果受寒部位的面积很大，或周围的温度很低，流失的热量就会很多，身体产生的大量寒气（变质的体液）一时无法被排出体外，人体很可能就会出现生病的症状。这些症状，主要是身体排泄寒气时的现象。身体必须耗费大量的能量来驱除寒气，因而人体会呈现非常虚弱的状态。这时最好的应对方法是多休息，把所有的能量留给身体来驱除寒气。

鼻腔是寒气最常见的出口。少量的寒气到达鼻腔时，会立即造成鼻塞；寒气分量增多时，即导致打喷嚏的症状；寒气分量再增加时，则导致流鼻涕的症状，这时的鼻涕多数略低于体温，是凉凉的。通常开始流鼻涕就是排出寒气的尾声，鼻涕流完感冒也就好了。

中医古书里说，寒气先堆积在皮下的经络里，也就是所说的“腠理”，时间久了会转移到相应的“腑”中，例如常见的“胃寒”就是这样形成的。当这种现象产生时，我们用手摸胃部，可以直接感觉其温度特别低，有时和肚脐的温度相差 6 ～ 7℃。

寒气在身体中停留更久，或更大量地侵入身体后，会逐渐转移到肺脏，形成中医所说的肺虚现象。所谓“肺虚”，就是肺的寒气太多导致肺功能逐渐降低。在人体中，肺脏除了担负我们所熟知的呼吸功能，还是负责将水分输送到身体各个部位的主要机构。在寒气侵入肺脏后，肺脏的能力随之下降，身体吸收及处理水分的能力也就跟着下降。这时大多数的水分一进入人体即被排出体外，人感觉一喝水就想上厕所，小便也多清澈无味。由于水分吸收的障碍，人体组织里的水分比例愈来愈小，人的外表愈来愈瘦，同时皮肤上的光泽也日渐减少并且愈来愈暗。通常在中医的望诊中，暗而无光泽的脸色即肺气虚弱的表象。随着肺气的逐渐虚弱，人的情绪也会愈来愈悲观，这时人很容易会有忍不住想哭的感觉，这就是中医书上所说的“肺主悲”。

严格地说，寒气侵入人体后，人体只有缓慢的外表变化，并没有不舒服的症状或感觉，多数不舒服的感觉来自排出寒气的过程。存在于身体不同部位的寒气被排出时，症状都不一样，当然应变的对策也就不同。因此，明白了寒气产生的原因之后，最重要的就是学会正确地处理寒气被排出时的症状。

寒气的排出

许多人感冒时，常常会出现身体发冷的症状，寒冷的感觉像是来自身体的深处，盖再多的棉被也没有用。显然这时身体的某些部位处于低温的状态，但是这种状态并不会持续很久，通常都是过一会儿身体就不再冷了。

前面提过，身体在面对寒气侵入时，会产生某种化学反应，使体液中的化学成分发生变化，释放热量来防止身体失温。这些被改变的物质也就是寒气，如果它没有被排出去就会长期存在身体里。当身体状况得到改善，即有了足够的能量之后，身体会再利用相反的化学手段将含有寒气的物质还原。由于当初改变物质时释放了热量，这时再把物质改变回来，自然会从周围吸收大量的热量，使得其周围组织或体液的温度下降。身体再将这些低温的体液或废气排出去，就把寒气带出去。因此，这时会感觉寒冷来自体内，鼻尖摸起来也是冰冰的感觉，似乎和鼻尖相连的一连串组织的温度都变低了。打喷嚏或咳嗽时所呼出的气体或感冒时所流出的鼻涕都呈现低温的状态，不像平时打哈欠时呼出的都是热气。

据此推论，显然感冒症状的出现并不是由于身体变弱了，相反，

> 必须先养足了血气，使身体具备了足够的能量，自己发动驱赶寒气的“战争”，寒气才有可能被排出。

而是身体由弱转强了。许多从来不感冒的人，并不是其身体真的很强健，而是其身体根本没有能力排出任何寒气，不会导致任何不舒服的症状产生。许多脸色暗而干、有明显肺虚症状的人，很多年都没有感冒的经历，这种人从外表的症状来看，身上的寒气很重，却没有能力将寒气排出。

这种没有能力排出寒气的人，使用任何药物都无法将经络中或深藏于肺脏中的寒气排出。他必须先养足了血气，使身体具备足够的能量，自己发动驱赶寒气的“战争”，才能将寒气排出。在这个过程中，人类有限的医疗技术只能在人体排出寒气的最后时刻加上很小部分的助力。

因此，无论对付哪一种寒气，都必须回归到前面所说的养成良好的生活习惯来提升血气的方法上来，并正确地处理每一种疾病的症状。这没有什么快捷方式，更没有什么仙丹妙药。

膀胱经的寒气排出时会出现整
个肩背酸软或酸痛的症状。

寒气的正确处理方法

感冒的症状有很多种，大致上包括打喷嚏、流鼻涕、咳嗽、头痛、全身酸软或酸痛、发热、喉咙痛等。人体不同深度或部位排出的寒气会形成不同的症状。因此，大致上可以就症状和产生的原因将寒气的排出分为三大类：身体背后经络寒气的排出、身体前面经络寒气的排出和肺脏寒气的排出。

身体背后的经络主要是膀胱经，由于膀胱经所在的背部面积很大，而且是人体最容易受寒的部位，因此，许多人都有大量寒气存在于这个部位。膀胱经的寒气排出时会出现整个肩背酸软或酸痛的症状。由于膀胱经贯穿整个头部，因此，寒气排出时，人会出现后脑部位肿胀头痛或偏头痛的感觉，眉头附近的印堂部位会隐隐作痛，按摩耳后的风池穴会有强烈的疼痛感，喉咙也会出现不适的症状或咳嗽。这些都是膀胱经寒气排出时的症状，夏天中暑时也经常会有这种感觉。这两种情形都是背后膀胱经阻塞的症状。

身体前面经络的寒气排出时，最典型的症状是鼻塞、打喷嚏、流鼻涕，有时候还会出现水泻。

排出膀胱经寒气时出现不舒服的症状，最简单的应对方法是刮痧。由于背部是膀胱经主要的穴位所在，整个背部的左右两侧几乎都是膀胱经分布的部位，因此，只要在颈后、背部和前额刮痧，就能使经络通畅。刮完痧睡个觉，很多不舒适的感觉就消失了。

另外，头痛开始出现后，可以在背部的膀胱经进行按摩或刮痧，多喝水，睡个觉，头痛应该很快就能改善。另外，喝杯桂圆红枣茶，再睡个好觉，也能将症状消除一部分。

身体前面经络的寒气排出时，最典型的症状是鼻塞、打喷嚏、流鼻涕，有时候还会出现水泻。这些症状和肺里寒气排出时的症状相同，辨别的方法是用手触摸额头和鼻尖，再和脸部其他部位的温度相比较。如果额头的温度较低，则是身体前面经络中的寒气排出，如果鼻尖的温度较低，则是肺里寒气的排出。经络中的寒气排出时既不会造成咳嗽，也不容易出现发热，肺里寒气排出时则很容易出现咳嗽和发热。

身体前面存贮寒气的经络主要是胃经和大肠经。因此，在寒气排出的同时，肠胃也会出现不适的症状。最常出现的是胀气，有时也会

通常身体愈强的人驱赶寒气的力度
愈猛，感冒也愈严重。

出现非常想吃零食的状况，但大便不顺畅。等到大便顺畅时，感冒也就快好了。和排出膀胱经的寒气相同，这时最好的策略是休息，让身体集中能量将寒气排出体外。可以适当地喝些桂圆红枣茶以提升身体的能量，协助身体排出寒气。

鼻尖的温度变低，是寒气从肺里出来最明显的症状。通常这种低温会在各种有感觉的症状之前出现。有些人的眼白这时也会出现淡淡的蓝色，特别是儿童最容易出现这种情形。做母亲的人一看到孩子眼白变蓝，就应该摸摸他的鼻尖，如果鼻尖变得冰凉，那么就应有孩子即将感冒的心理准备。家长可以在家中预备好退烧药，当孩子体温升到 38.5 ℃以上时就先用退烧药降温，防止高温对身体造成伤害。鼻尖低温或眼白变蓝的症状持续一两天后，孩子就会开始出现感冒的症状。如果前期低温持续的时间很长（三天至一星期），后来再出现症状，则这次的感冒必定会很严重，很可能会出现高热持续不退的现象。这似乎是人体酝酿了很长时间才将寒气驱出，因此症状特别严重。通常身体愈强的人驱赶寒气的力度愈猛，感冒也愈严重。

肺里寒气导致咳嗽所呼出的气体总是凉凉的。这种咳嗽应该视为

疾病其实忠实地记录了我们平时的生活。

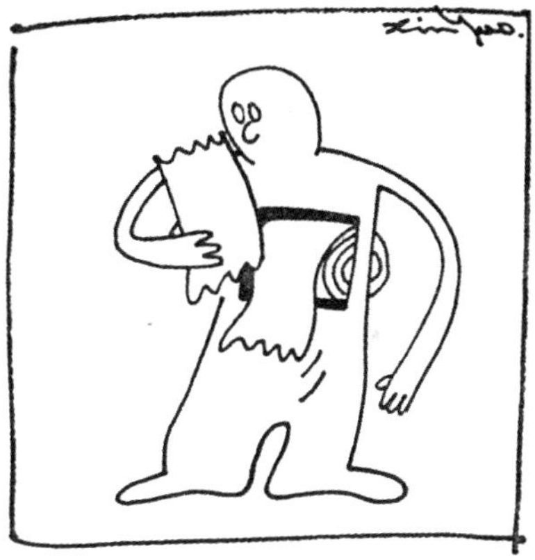

一种深度的呼吸，并不是疾病。这是人体的正常功能，是将藏在肺脏深处的寒气排出去的手段。

正确地分辨“哪些症状由疾病造成”“哪些症状是由人体正常的功能引起”是非常重要的。如果认定咳嗽是人体的正常功能，目的是排出肺里的寒气，那么我们面对这种咳嗽时，就不需要急着用药物将之终止，而是寻求提升人体排出寒气能力的方法，将寒气彻底地排出体外。

中国民间传统利用姜汤来增强身体的热能，中西医都提倡的多休息等，这些都是提高身体的能量来加快排出寒气的良好方法。这些正确的方法有时并不会使症状减弱，甚至还会使症状更严重。因为身体的能力被增强之后，会有更大的力度来排出寒气，需要排出更多的垃圾，人当然会更不舒服。这种情形虽然会导致暂时更严重的症状，但整个生病的时间会缩短，而且寒气会被真正地排出去。

如何减少寒气的侵入

寒气的危害如此之大，但每个人又很难完全避免寒气的侵入，我

中国民间传统利用姜汤来增强身体的热能，或中西医都提倡的多休息等，都是提高身体的能量来加快排出寒气的良好方法。

们只能在日常生活中建立正确的观念，尽量减少寒气的侵入。以下是防止寒气侵入的几个主要方法。

避免淋雨

许多浪漫的年轻人喜欢像小说和电影中的场景一样经历淋雨。由于现代年轻人大多晚睡以致自身血气普遍不足，其身体不容易将淋雨后侵入的寒气立即驱出，因此，短时间内身体一般不会有任何症状。于是，大多数人也就天真地认为自己的身体很强壮，足以经受这么一点小雨。久而久之，他们对淋雨这件事也就完全不在意了。

其实，淋雨会在头顶和身上其他易受寒的部位留下寒气。经常淋雨的人，其头顶多半会生成一层厚厚软软的“脂肪”，这些“脂肪”就是寒气物质。等到他身体哪一天休息够了，血气就会上升，就会开始排泄这些寒气。由于长时间累积了大量的寒气，身体需要借助不断地打喷嚏、流鼻涕的方式将之排出。这时频繁地打喷嚏、流鼻涕又会被医生认定为患有过敏性鼻炎。年轻时贪图一时的浪漫，很可能要耗费许

游泳也是寒气侵入身体最主要的途径之一。

多年甚至大半生来承受过敏性鼻炎的痛苦，这实在不明智。

洗头后必须将头发吹干

许多人都有洗头懒得吹干的习惯，有些人喜欢用毛巾将洗过的头发包住。这些行为都会使头顶吸入过量的寒气，其结果和淋雨的后果一样。

游泳时必须注意的事项

游泳是一项现代人喜欢的运动，对身体也确实有好处，但是游泳也是寒气侵入身体的途径之一。和经历过淋雨一样，这些寒气大多数不会有即时反应，因此，多数人不认为游泳和寒气有什么关系。多数游泳的人从水中出来时都会感觉冷，特别是一阵风吹来时，人就禁不住打一个寒战。这种感觉即为寒气侵入身体最具体的感受。

喜欢游泳的人最好选择没有风的室内温水游泳池，以减少受寒的

一个人受了风寒，就应马上喝
姜茶以驱除寒气，而不是等到
身体出现了症状再进行处理。

机会。同时可在每次游泳的前后各喝一杯姜茶，以加强身体对抗寒气的能力。

至于某些人有喜好冬泳的习惯，从寒气的观点来看，那是不太明智的。自然界中很少有和人类近似结构的动物有这种行为，人体在设计时并没有考虑到有人会把这种运动当成喜好。喜欢这种运动的朋友应该三思一下了。

给这些朋友的忠告是：一时没有症状并不表示寒气就没有侵入身体，个人的意志力可以让身体忍受这种刺激，却无法改变寒气侵入身体的事实。

家中常备姜茶

在一些中国古装剧中，常常看到有人淋了雨后，长辈立刻要人准备一碗姜茶给他喝。这是非常重要的常识。一个人淋了雨或受了风寒，就应该马上喝姜茶以驱除寒气，而不是等到身体出现了症状再处理。

第五章　病和症

第一次真正接触中医始于我的牙龈经常发炎，医生认为是牙周病，长期治疗后也没什么效果，于是他建议我找中医试试。朋友介绍了一个很好的中医师，他一看就说我的问题出在大肠，而且是由于我的血气太差才会如此，只要我养好血气再治好大肠，问题就能够解决。后来我乖乖地早睡早起养血气，一个月后牙齿就不再痛了，至今牙龈没有再发过炎。

这个例子最能说明“病”和“症”的关系：牙龈发炎是症，血气和大肠才是真正的病。“症现于四肢五官，病存于五脏六腑”，这是中医最基本的道理。

“辨证论治”是中医诊断的一个指导思想，医生依据患者的症状以及自己对医学的理解和经验，用推理的方法寻求疾病的根本原因，再就病因拟订治疗的方案。也就是说，中医不像西医单就症状治病，

疾病的诊断必须经过一层一层的推理和分析，才能找出治疗的方法。这就是所谓的“辨证论治”。

而是追根究底地推论疾病真正的原因。

“病”和“症”的关系

在前一章有关寒气的理论中，虽然寒气的症状会在身体的各个部位出现，但医生在“辨证论治”的过程中，必须清楚身体排出的是哪一个脏腑的寒气。好的医生必须有能力从患者四肢五官的症状进行分析，分析出在五脏六腑里的病，与其治疗时对“症”下药，不如从根本上对“病”下药来得有效。

这类例子不胜枚举。例如，一个鼻咽癌患者的病因是他早期曾经得过严重的肠胃感染。颈部是**大肠经**（图 11）经过的部位，如果这条经络由于大肠的问题而堆积了许多废物，患者多半会颈部粗大。从西医“头痛医头，脚痛医脚”的逻辑来看，这些废物长在咽喉附近，医生很容易就将之定为鼻咽癌。因此，西医始终在鼻咽附近寻找可能的病因，并常常将之归咎于抽烟。如果患者不抽烟，医生就将之归为二手烟的危害。其实该部位出现癌症是肠胃问题的结果，根本原因

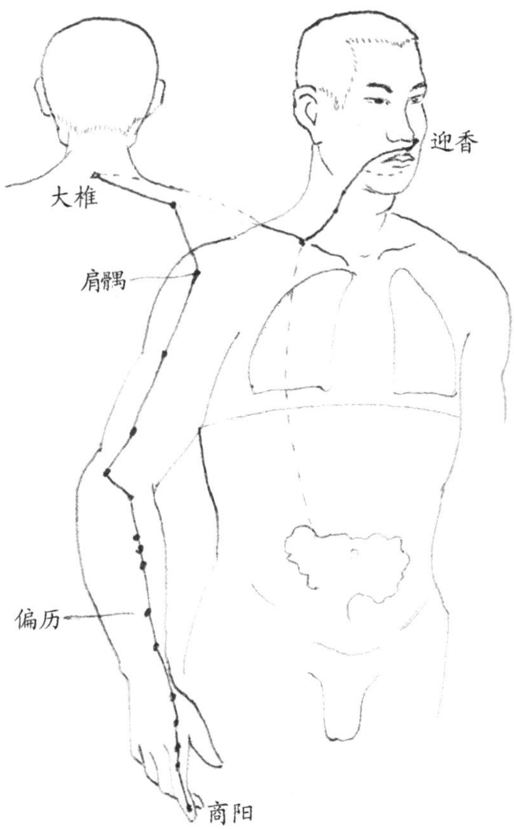

图 11　大肠经

肠胃感染有可能演化成不同的
疾病。

不在该部位。就算把那些患癌症的部位全数切除，对于病因也没有一点效果。如果患者在手术后并不改变生活习惯，肠胃的问题得不到改善，他的疾病在不久之后还是会复发的。

肠胃感染有可能演化成不同的疾病，如牙周病、过敏性鼻炎、鼻咽癌、肌无力、哮喘、粉刺等。曾经有一个病例，一个患红斑狼疮的小女孩，她的原始病因很可能是吃了大量生的黄泥螺。还有两个精神病患者，他们的发病竟然起因于肠胃感染。

这些人除了多年前得过肠胃病，平常从来没有肠胃不舒适的感觉，有的人甚至从来不拉肚子，每个人都认为自己肠胃很好。

有些肺腺癌的患者在进行胸部X线检查时，会发现肺部出现了阴影，显示这些阴影的部位存在着异物。可是这些异物又不在肺脏内部，于是西医就将之诊断为肺腺癌。

按照中医的观点，在肺的外部两侧腋下的部位是**脾经大包穴**（图12）的所在。当脾胃有病变时，经络上的新陈代谢会较差，垃圾容易堆积，时间长了就形成肿瘤——也就是影像阴影中的异物。这些肿瘤虽然长在肺的位置上，但是并没有长在肺里面，而是长在脾的经络上，

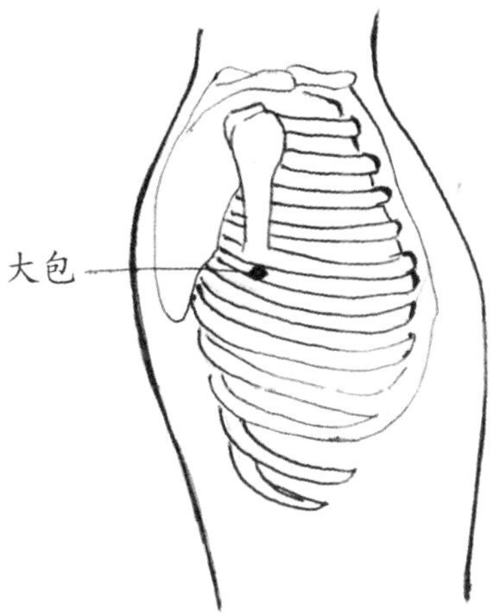

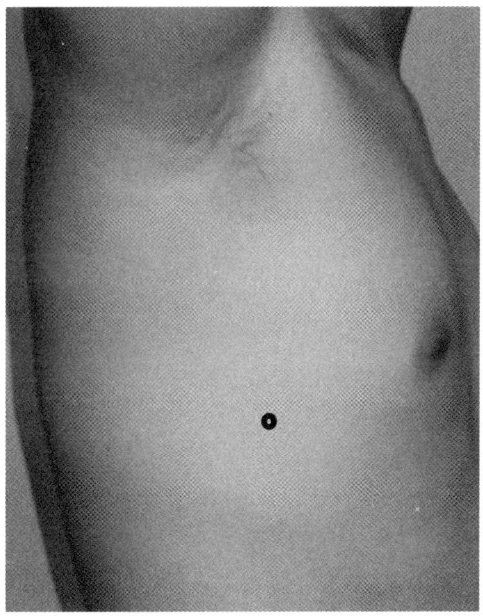

图 12　脾经大包穴位于侧胸部，腋中线上，第六根肋骨间隙处

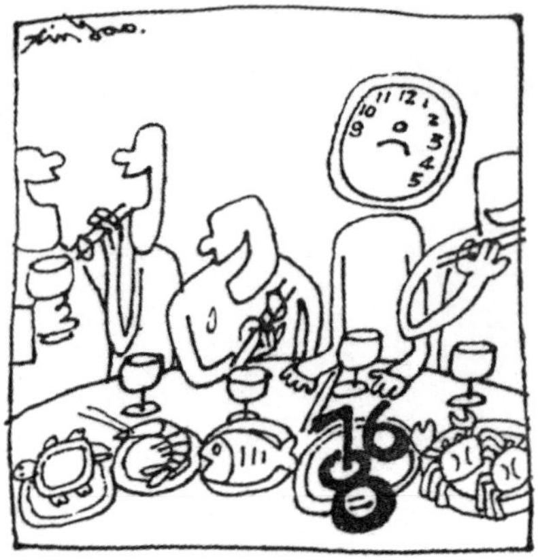

为了应酬的晚餐，所支付的不只是金钱，还有用来造血的宝贵的时间。

从中医的观点来看，这应该是脾胃的疾病。因此，正确的对策应该是针对脾胃进行治疗，而不是在肺的问题上浪费精力与时间。

其实这些垃圾在人体中到处堆积着，有些堆在身体上，有些则堆在脸上。例如，有的人耳朵前方偏下脸颊特别厚，就是小肠经堆积于此。上面关于肺腺癌的例子中的垃圾，只是堆积到了重要器官的附近，但是被医生误判成重病。

一个皮肤癌的患者，病灶在脸上生长的部位是胃经和大肠经经过的部位，在调理的过程中，大肠经经过的手臂和小腿部位经常出现发热、发红、发痒的症状。他过去也曾出现过这些症状，医生都将之判定为过敏性皮肤病，却没有任何药物加以医治。每次症状发作时，皮肤都很痒，他只能忍耐着等其结束。在肠胃的病灶被控制住之后，新的癌变就不再长出来，再过一段时间，旧的癌变也就跟着掉了下来。

提到症状时，多数人都会想到一些如打喷嚏、流鼻涕、皮肤痒、局部疼痛、长出异物或严重的吐血、昏倒等身体上的明显变化。其实各个脏腑在发生病变时，其相应的经络也会出现各种症状，多数的症状都是没有感觉的。例如，前面例子中的肺腺癌和皮肤癌的症状，只是垃圾堆积在身体里而已，患者并没有任何不舒服的感觉。

实际上人体内脏的疾病，在外表都存在着各种症状，一个好的医生必须具备从患者的各种细微症状中读出其完整的健康状况的能力。

现代医学低估了人体的智慧

从中医的观点来看，人体是一个充满智慧的机体。长期以来，我们一直低估人体的智慧，高估我们自己的知识。我们经常还没有弄清楚人体在做什么就判断了它的无能，随即用我们一知半解的知识贸然进行干预。今日的许多疾病很可能是这些不当的干预行为所造成的后果。

随着科技的进步，中医最新的研究逐渐使其理论显现出科学的面貌，原来我们祖先的遗产并不是不科学，只是过去我们的科技能力无法将之证实而已。我们坚信随着这些研究的进一步发展与深入，我们有机会开创出基因研究以外解决众多慢性病的一条新路。

人体内建的诊断维修系统，并不仅仅是西医所说的狭义的免疫能力系统，而是包含自我诊断、人体资源管理、自我修复及再生的完整医疗体系，这些系统工作的最基本条件就是必须具备足够的血气能量。既然人体建立了自己的医疗体系，那么我们在生病后，就应该考虑先让体内的系统正常工作，而不是从外界直接介入调整。我们必须认知人体这些机能的存在，并能判断人体正在进行哪一种应变措施，以及它需要我们提供什么样的协助。

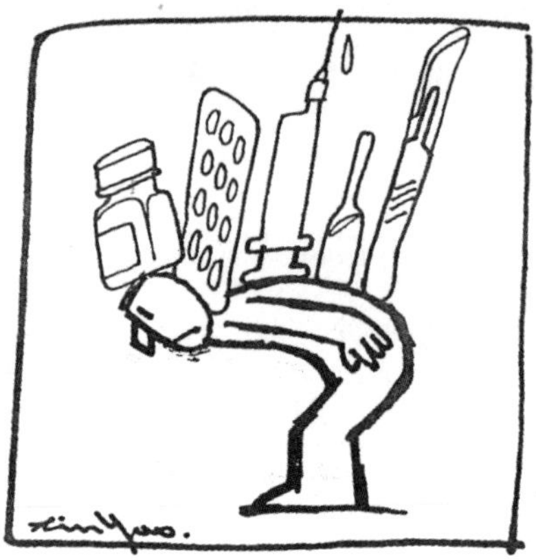

面对疾病，人们常常是低估了人体自身的智慧，高估了人类所掌握的知识。

对于疾病的症状，应该从狭义的不舒服症状扩大到那些没有感觉的症状。并且对于不舒服的疾病症状，所寻求的也不应该是直接消除这些症状，而是通过这些症状找出疾病产生的真正原因与真正部位。彻底消除疾病产生的本源，才是治疗的最终目的。

第六章　日常保养

既然血气能量是人体最重要的健康指标，而人体又是自然界的产物，那么必定存在着非常简单的方法能使血气能量上升。我们从中医的医理及本人长期的实践中整理出了一套简单的养生方法：一式三招。

- 敲胆经
- 早睡早起
- 按摩心包经

这个一式三招是需要努力做的功课，除此之外，还有两个重要的观念。

- 不生气
- 保持肠胃的清洁

一式三招和两个观念，都不是很复杂的方法，操作起来每天所花

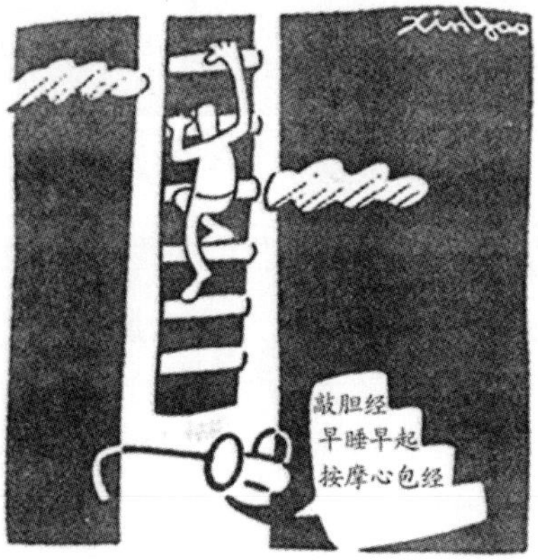

每天一式三招，血气步步升高。

的时间不到20分钟。比较困难的是第二项早睡早起，其实大多数人不明白睡眠的重要性，只要了解了，他就能逐渐调整。只要依照这一式三招，他自己很快就能发现自己身体的变化。

“敲胆经”和“按摩心包经”是需要每天分别花10分钟来做的自我治疗的功课；“早睡早起”虽然不是什么困难事，却是现代人很难做到的；“不生气”是修身养性的功课；“保持肠胃的清洁”则是一种健康的生活习惯，这是一种观念问题，观念改正了，生活习惯自然会跟着调整。

这套方法只需要持之以恒，使之成为日常生活的一部分，不需要有太多的食物禁忌，是一种最简单的养生方法。只要将这五件事经常铭记在心，血气能量必定会经常处于上升的趋势，疾病将一天一天地远离，长寿、健康、长葆青春是必然的结果。

此外，这套方法不需要做任何准备就可以立即实施，只要试行一个月，即会发现身体的改变，可能精神或体力好些了，也可能体重略微增加，人却精瘦些了。这也是能快速见效的一套方法。有些头发略白的人，试上一个月，就能发现白发停止增加了，三个月后白发开始减少。有些体力很差，很容易疲倦且到医院又查不出什么毛病的人，

敲胆经会直接使臀部和大腿外侧的脂肪减少，坚持一至两个月就可能会感觉裤管变大了。

试行这套方法 3 ～ 4 个月后，在体检时可能发现血糖升高的症状，这些都是身体好转的现象，并不代表得了糖尿病。至于糖尿病的问题，我们在“慢性病的调养”篇中会介绍其成病的原因和调养的方法。

就算不能严格实施一式三招和两个观念，只要思想上能接受，生活习惯也自然会慢慢改正，至少不会再任意透支血气能量。许多朋友在接受了这个观念之后，到了该睡觉的时间，会互道“回家养血气吧”。有时候不得不透支几天的体力，也会找机会好好补睡回来。他们在连续几天不正常地生活之后，都会不由自主地产生罪恶感，自动地纠正回来。只要到这个地步，身体就不会坏到哪里去了。

敲胆经

敲胆经的方法如图 13 所示，每天在大腿外侧的四个点，每敲打四下算一次，每天敲左右大腿各五十次，也就是左右各两百下。由于大腿肌肉和脂肪都很厚，因此必须用点力，才能有效刺激穴位。敲胆经主要是刺激胆经，强迫胆汁的分泌，提升人体的吸收能力，以提供

敲胆经第一下

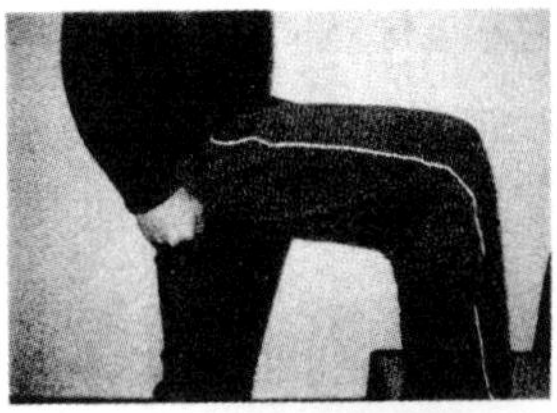

敲胆经第二下

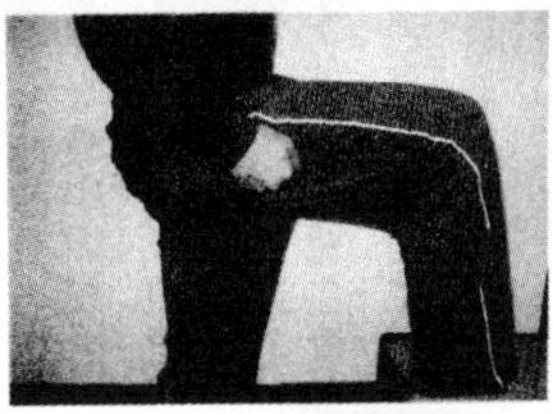

敲胆经第三下

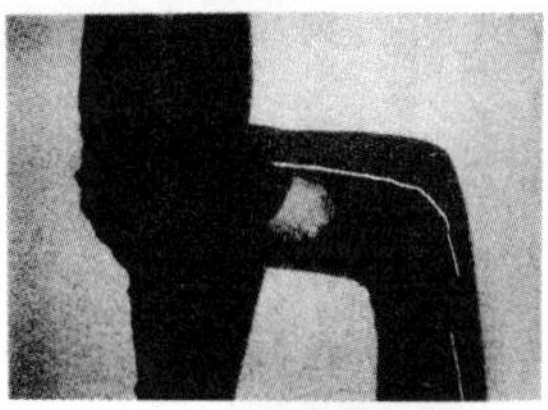

敲胆经第四下

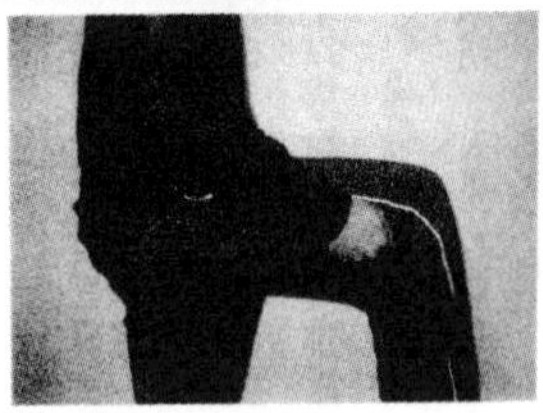

图 13 敲胆经

血气能量就像电器产品的电能一样，是健康最重要的基础。

人体造血系统所需的充足材料。

由于敲胆经可以使胆经的活动加速，从而将大腿外侧堆积在胆经上的垃圾排出，因此，敲胆经会直接使臀部和大腿外侧的脂肪减少。这样坚持一至两个月，就会感觉裤管变大了。

对于患有脂肪肝和胆结石的人来说，这个方法是改善健康状况最简单且最有效的方法。

在“人体的系统”章节中，我们提到人体的能量和血液总量成正比。自然界创造人体时，必定提供了良好的造血系统，在正常情形下每一个人应该能造出足够的血液。人体出现能量下降的趋势，必定是人体某一个部分受到阻碍。因此，找到造血系统不能生产足够血液的原因，再予以排除，使人体能够正常造出足够的血液，就能使人体的能量供应呈现上升的趋势。

血气能量就像电器产品的电能一样，是健康最重要的基础。人体造血有两个最重要的条件，其中之一是需要人体准备足够的原料。

胆汁是由肝脏分泌的，胆囊则是储存及控制胆汁分泌的器官。人体吃进去的食物，有一部分是通过胆汁的消化作用分解成人体造血所需要的各种物质。因此，如果胆汁分泌不足，则食物被分解成可供人体吸收的物质就不够，当然也就不能提供人体造血所需的足够原料了。

造成胆汁分泌不足的原因，主要是现代人在对感冒的处理方法上出现了问题。现代人长期使用西药，在对感冒的处理上，主要是针对疾病的症状采取压制的手段，而不是真正把风寒排出体外。现代人经常是利用特效药将症状压下去，症状是消除了，但是引起感冒的风寒留在体内。

胆经是一条从头到脚的经络，其中大腿外侧是最容易被风寒侵入的部位，也是胆经最容易积存寒气的部位。寒气的积存会使这个部位的经络流动不通畅，从而使这个部位附近的组织所排泄的废物难以排出体外，这些废物长时间累积，自然使得整条胆经都不畅通，胆的机能也就难以正常发挥。同时，这段胆经敲打起来最为顺手，所以建议大家每天适当地敲打胆经。

敲胆经会直接刺激胆汁的分泌，这是治标的方法，不能立即解决胆或肺的问题，只是直接刺激胆经强迫胆汁分泌，使人体能够生产足够的造血材料。这样血气便能逐渐上升。

肺和胆的问题必须等到身体的血气很高了才能完全解决，这需要很长的时间。因此，我建议大家最好将这个运动养成终生奉行的习惯，每天只要不到 10 分钟就可以将之完成。

胆功能不好的症状很多，最明显的就是白发。这是由人体的血气能量不足所致。中医有一句话“发乃血之末”，营养供应不足才会导

对多数现代人而言，与其经常进补，
还不如每天敲敲胆经对身体有益。

致白发产生。油性头发则是另一种症状，这也是由胆汁分泌不足造成的。有的人无法有效分解吃进去的油脂，加上肝热的因素，就只能从头发中排出油了。

敲胆经是最佳的进补方法之一

早期人类的运输工具不发达，特别是没有运输及储存食物的冷藏设备，多数人终其一生，只吃居住地周围二三十千米范围的食物，每一个人都或多或少有些偏食的问题。因此，那个年代的医生，最重要的是让患者吃到一些平时吃不到的食物，药物和进补在那个时代能够发挥很大的治病功效。几千年下来，由于人们的经验积累所致，使得多数人一生病就会想到必须吃药或进补。

当今时代运输发达，无论多远的食物都可以成为每天的日常菜肴。只有少数人有偏食的不良习惯，才会有营养不均衡的问题，多数人并没有因吃的食物不够而营养不良。

虽然现代人把营养都吃进去了，但是由于胆功能不好，身体的吸

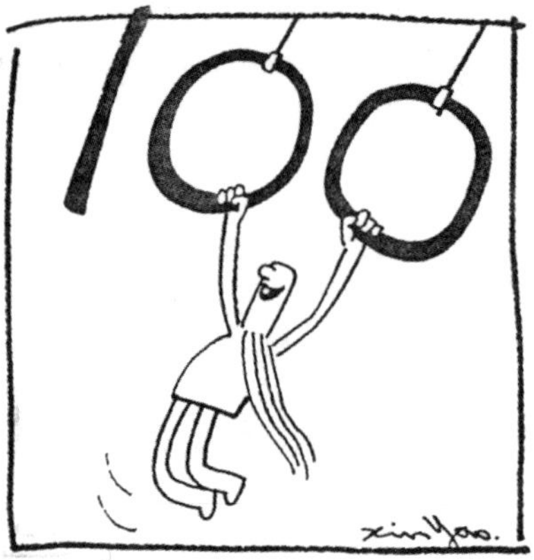

百岁老人“三字经”：

敲胆经，
早睡觉，
压心包，
不生气，
肠干净。

收能力很低，吃进身体的食物常常因为无法吸收而被直接排出。在这种情形下，吃再好的补品也是没有作用的。

不同时代的人，其疾病的形态不同，进补的方式也不一样。从现代人的食物来分析，问题并不是现代人缺少了什么，而是吃进去的食物能不能被吸收。因此，生病时吃药或进补并不是完全必要的。对多数现代人而言，与其经常进补，还不如每天敲敲胆经，这样做对身体有益。

如果敲胆经造成失眠，则应按如下方式做

人生气时会产生肝胆浊气，这些垃圾会积存在肝胆的经络里。敲胆经会使这些浊气在体内乱窜，造成人失眠。这时，一方面要暂停敲胆经，另一方面要按摩背后的膀胱经。需要按摩的主要是**膀胱经从肩颈部到膀胱俞穴的一段**（图 14）。

按摩时，让被按者趴在床上，按摩者站在被按者头部的前方，先将按摩油涂在被按者的经络上。按摩者掌心朝下握拳，用指节部位和

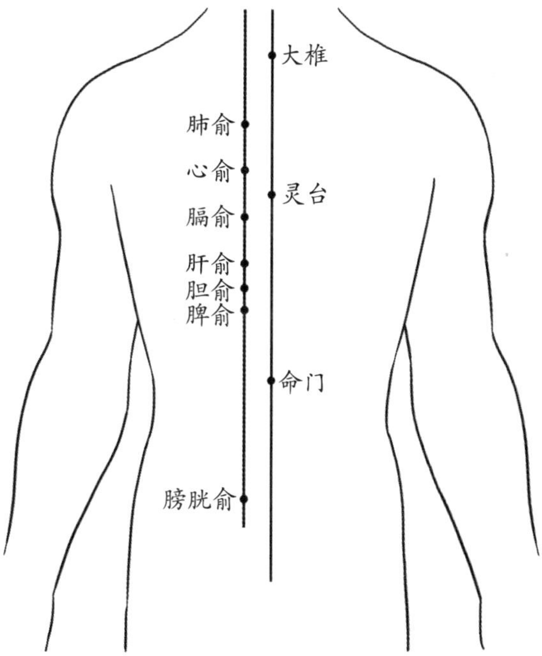

图 14　膀胱经从肩颈部到膀胱俞穴的一段

正常的睡眠提供人体足够的造血时间，将人吃进去的养分转化为可以储存及可使用的血液或其他形式的物质。

被按者皮肤接触，从上往下推。

如果没有人可以帮忙按摩膀胱经，那就找一个带长柄的敲打工具，自己敲脊椎两侧的膀胱经穴位，这样也可以达到改善睡眠的目的。

早睡早起

前一节讲到敲胆经的功课，可以使人体生产足够的造血材料。这一节讲正确的睡眠则提供人体足够的造血时间。两者俱全，人体的造血功能才能够正常工作，血液总量就会逐渐增加，血气能量也就会逐渐提高。

足够的血气，不但能改善人体的肥胖状态，还能使皮肤的新陈代谢加快，皮肤会越来越光滑，肤色也就会越来越健康。血气够了，皮肤就会出现血色，脸上自然会呈现白里透红的气色，同时嘴唇也会自然红润。血气提升之后，脑部的供血量就会增加，人就会更聪明，反应更快，记忆力更强，无论读书还是工作，都会更得心应手。

“早睡早起身体好”是我们从小就被反复教导的良好生活习惯，

看电视的时间越多，机体造血的时间就会越少。

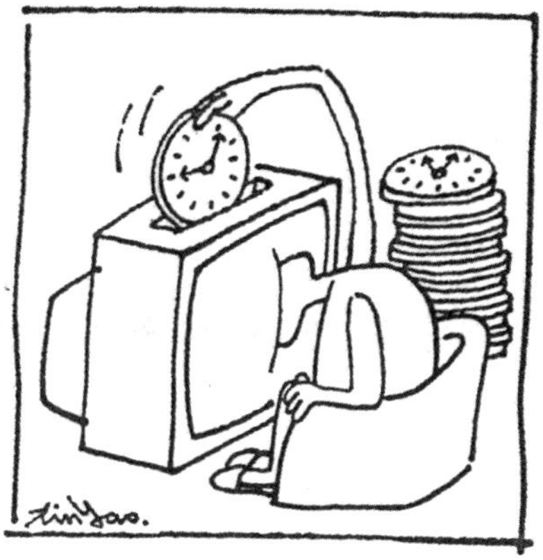

可是现在每当我建议朋友晚上最好 10 点钟睡觉时，90% 的朋友的回答都是:“那怎么可能?”当下只有那些已经得了疾病的朋友才会勉强实施这个良好的生活习惯。

人体造血的最佳时间段是从天黑到午夜 1 点，而且人必须达到深度睡眠的状态。因此，建议大家每天保持午夜 12 点以前上床睡觉，保证累计有八个小时的睡眠。

“日出而作，日落而息”是古代人类的生活习惯。几万年来，由于没有电力，大多数人在夜间几乎无法活动。近代电灯的发明，加上电视和计算机的出现，让夜生活愈来愈丰富，人类睡觉的时间愈来愈晚。古时候，“三更半夜”是形容很晚的深夜，除了少数作奸犯科的坏人，一般人是很少在那个时候活动的。但是现今的大多数人几乎都是不到“三更半夜”不上床。

汽车在使用一段时间之后必须进行加油和保养，同样，人体在使用了一段时间之后，也要进行“加油”和保养。早期的人类并没有电灯，在天黑以后，基本都进入睡眠状态。因此，人体的这些“加油”和保养的工作都是在夜间睡着之后进行的。而人体对时间的控制很可

很多人身体力行地奉行本书中的一式三招及健康观念，健康真的就这么得到了。

能就是利用太阳的磁场变化来作为定时的控制装置的。任意修改人类最原始的作息方式的做法，必定会给健康带来重大影响。

正常的睡眠给人体提供足够的造血时间，让人体将吃进去的养分转化为可以储存及使用的血液或其他形式的物质。根据我们的经验，如果一个人每天晚上 11 点钟睡觉，加上敲胆经以改善对营养物质的吸收，那么他的血气至少可以保持平衡，而且会有很少部分的余蓄。如果他 10 点钟睡觉，那么他体内的血气就会呈上升趋势。

由于血气能量能以血液形式存于人体内，可以被储存也可以被透支，因此，当我们有时候不得不有一两天晚睡时，我们可以在之后的几天早点睡，把不足的睡眠补回来。

睡眠时间不对，是现代人生病的最主要原因之一。对于这个原因造成的疾病，我们也只有在正确的时间里将不足的睡眠补回来，除此之外没有任何药物可以替代。

在做到敲胆经和早睡早起后，人体的血液会增加很快，这些血液会充盈人体的脏器，这时不一定会变胖，但是体重一定会增加。

原来血气能量很差的人，只要依照这种方法调养，有可能在 1 个月内增加 1 千克左右的体重（增加的重量主要来自增加的血液）。这是人体血气能量提升、走向健康的一种现象，我们并不需要因体重增加而放弃这个方法，这部分增加的重量和肥胖并没有直接的关系。

因此，建议读者在利用这种方法之前，先量量身体某些部位的尺寸（那些您担心发胖的部位），等体重增加后再来做比较。了解到底增加的是内部的血液还是外部的脂肪，不要受到体重计的愚弄。

按摩心包经

按摩**心包经**（图 15）就是在心包经的穴位进行按摩。在图 15 中所示的位置寻找穴位，找到穴位后，稍用力压就会感到明显的痛感。每天在每个穴位按摩 2 ～ 3 分钟。

除了按摩心包经，应再按摩任脉的**膻中穴**（图 16）和膀胱经的**昆仑穴**（图 17）。其中昆仑穴的按摩应在按摩心包经之前实施，这样比较容易将过多的心包积液排出。

这种方法最主要的功效，是消除心脏外部的心包积液，解除心脏所受不必要的压迫，使心脏的正常功能得到发挥，有能力将血液输送到身体各个部位，将堆积的废物带走。过多心包积液的祛除可以减少许多人体的不舒适，例如胸闷、心悸、呼吸不顺畅、手脚无力、肩背酸痛、心律失常等。这是让人既舒适且见效最快方法，这个方法可以提升人体的免疫力。当人感冒发热时，配合对其他穴位的按摩是最好的退热方法，特别是儿童发热又不想服用太多药物时，这

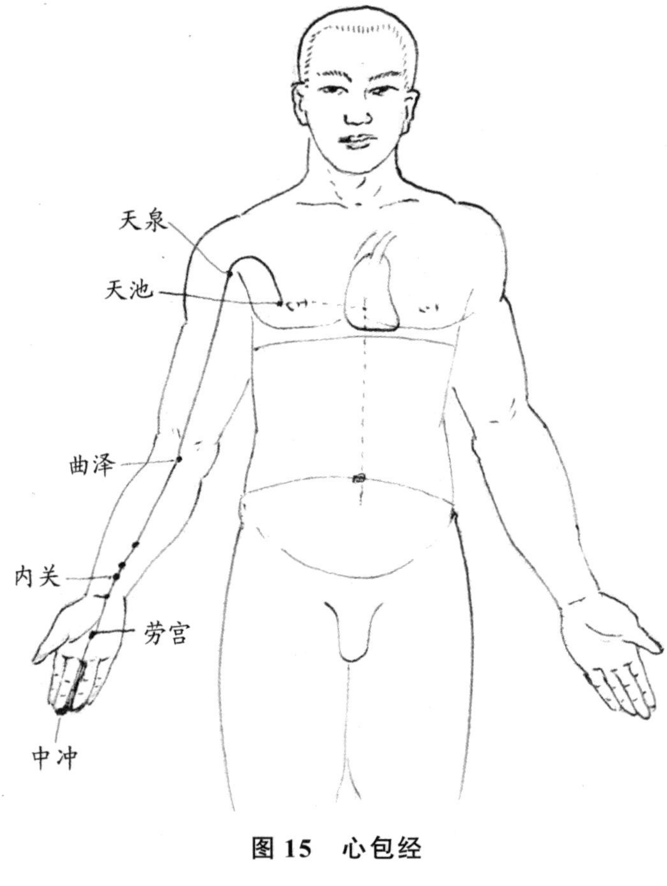

图 15　心包经

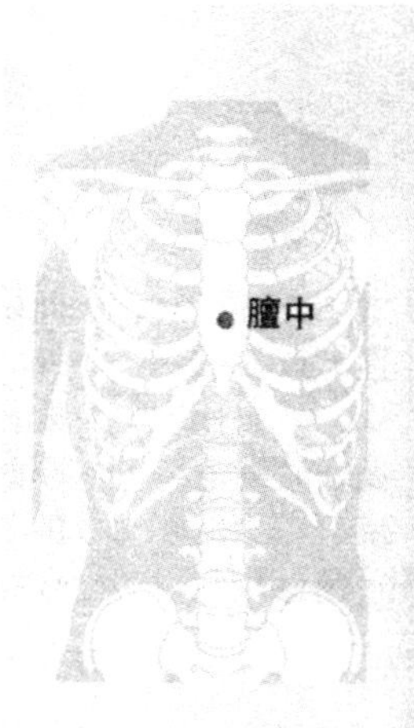

膻中穴

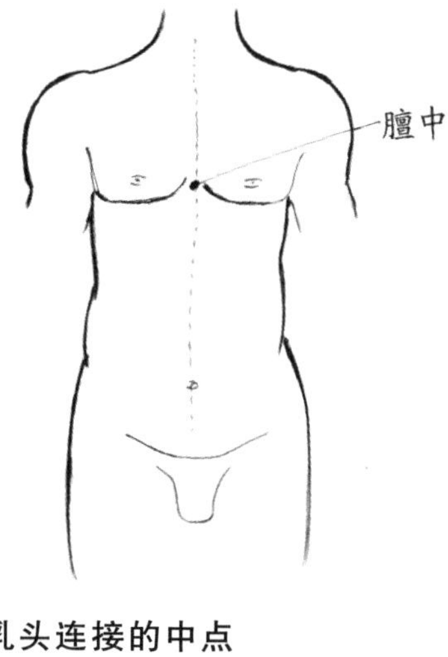

图 16　膻中穴，在两乳头连接的中点

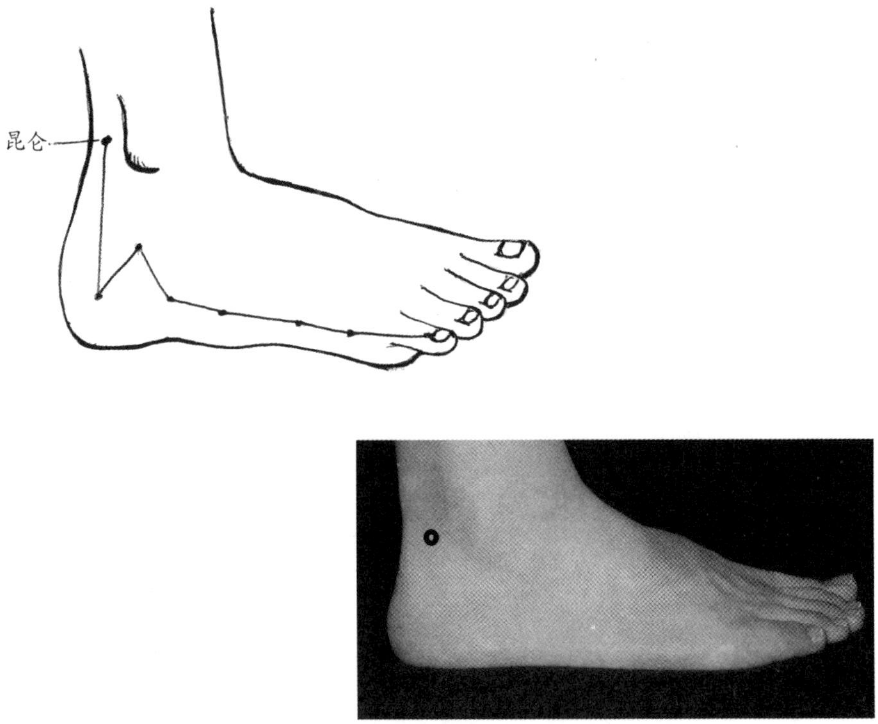

图 17　昆仑穴属膀胱经，在足部外踝后方凹陷处

许多病症都和心包经有关。

是最好的选择。

心包经在中医里是一个独立的经络，许多病症都和这个经络有关。从解剖学来看，心包是心脏外部的一层薄膜，它和心脏之间有部分体液，可以作为心脏和这层膜之间互动时的润滑剂。

在某些情形下，这些体液会增加，从而使心脏的活动受到影响，心脏泵血的能力也随之减弱，供给到身体各个组织的血液也相应地减少。这是肥胖形成的主要原因之一，因此，按摩这个经络可以作为减肥的首要工作。

在中医五行理论中，心属火，脾属土，火生土。心脏能力的提升，能够同时强化脾脏的能力。脾脏是人体免疫系统最重要的器官，因此，按摩心包经可以提升人体的免疫能力。对于预防多数疾病而言，按摩这条经络都能带来很大的帮助。

心包积液的形成，主要是因为身体出现了疾病，脾脏为了将主要能力用来和疾病对抗，就将运水的工作暂时搁置，于是心包经的废水就积了下来。由于人体多数的自我修复工作都在夜间睡眠时进行，因此，多数的积液会出现在早上，通常在下午就会退去。

但是当疾病严重时，人体会不停地和疾病对抗，这时积液就会长时间不退，从而使心脏的功能下降，脾脏对抗疾病的能力也跟着下降，这样会进一步恶化心包积液的情形，形成恶性循环。这时人为地按摩心包经可以快速将心包膜中的积液排出，提升心脏的功能，帮助脾脏打赢“这场战争”。

按摩这个经络的穴位时，在人体**胸前肋骨的下方**（图 18），可以听到流水声的变化。在按摩前先听其声音，按摩穴位时再持续监听，就能比较其差异。经络不通时，这个部位是没有声音的，按摩一段时间后就能听到一些液体流动的声音。

简化的按摩方法

对于非专业人员，穴位的找寻不是件容易的事，简化的方法就是不要太在意穴位。这个方法主要用来按摩心包经在手掌心一面的手臂到手指的一段经络。用拇指按着手上臂的中心点（从肩部到手肘一段的中间点），沿着手臂的中线往手指方向滑动，直到滑出中指尖为止。重复这个动作 10 次即可。每天可以早晚各做 1 次。

当心包经不通时，推几次之后手臂上就会有红色的痧出现。这种痧数十分钟后就消失了，所以最好每天都做，许多因心包积液过多而引起的不适都能得到改善。

很多人身体力行地奉行本书中的一式三招及健康观念，健康真的就这么实现了。

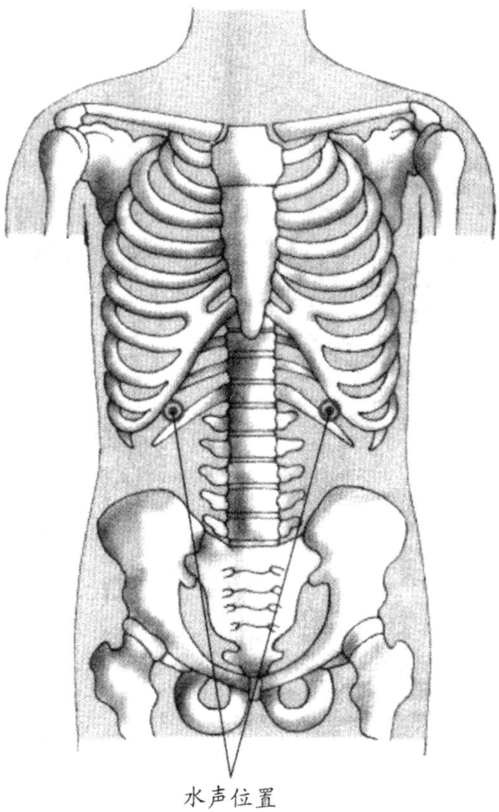

图 18　按摩心包经时听水声的位置

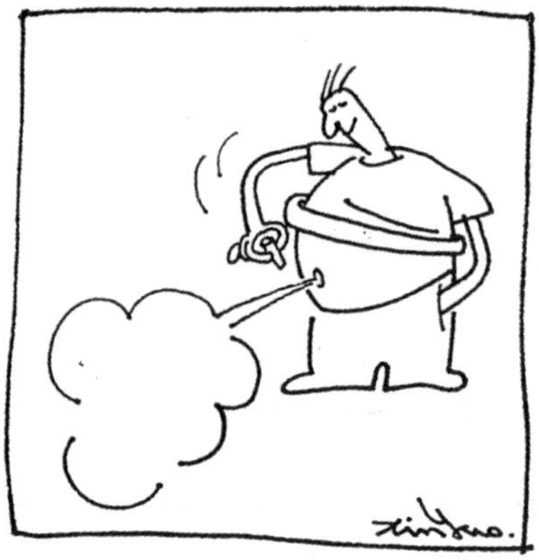

发怒时身体会产生气，所以称之为“生气”。

不生气

不知道从什么时候开始，人们把发怒说成“生气”，我们从小到大一直用这个名词。学了中医之后我才晓得，原来人一发怒，真的会在体内产生往上冲的“气”。严格说来，“生气”是一个中医的名词。

不单是人会生气，多数的动物也会生气，动物生气后就会打斗，因此，生气是打斗之前身体的准备动作。身体通过“生气”调整内分泌从而达到打斗时的最佳状态。

动物的生气有点像一个国家的备战，当一个国家面临战争威胁时会立即进入备战状态，将大量的资源投入战争的准备中。一旦战争威胁消失，这些投入的资源很多会成为废物。身体同样将许多资源进行调整，让身体的配置进入战斗的预备状态，准备应付接下来的战斗。一旦状况消失，这些调整的资源要么排出体外，要么花费力气回到最初状态。因此，生气会大量消耗资源，非常浪费身体的血气能量。

《黄帝内经·灵枢篇》对疾病的原因有一段说明："夫百病之所始生者，必起于燥湿、寒暑、风雨、阴阳、喜怒、饮食、居处。"

我们的老祖宗很早就明白生气是最原始的疾病根源之一，生气不但浪费身体的血气能量，更是造成人体各种疾病的一个非常重要的原因。

和多数疾病一样，长期生气会在人的身上留下痕迹。从外表看，经常脾气火爆、处于发怒状态的人，多数会形成秃头。严重的还会使头顶的形状发生改变，头顶中线拱起形成尖顶的头形。生气程度轻一点的，则会在额头两侧形成双尖的M形的微秃，这种人大多脾气急躁。

从中医的角度来分析，人发脾气时，肝气会往上冲，直冲头顶，这样会造成头顶发热，久而久之就会形成秃头。严重的暴怒，有时会造成肝内出血，更严重的有可能会造成吐血，吐出来的是肝里的血。程度轻一点的，则出血留在肝内，一段时间后就形成血瘤。这些听起来很可怕，却是真实存在的。

所谓的生气并不单指发出来的脾气，生闷气也会对人体造成伤害。生闷气会使气在胸腹腔中形成中医所谓"横逆"的气滞。女性的乳腺小叶增生和乳腺癌与生闷气有很大关系。

另外一种情形是有气无处发的窝囊气。有这种情绪的人表面上修养很好，好像从来不发脾气，其实心里经常处于生气或着急的状态。这种人也很容易形成"横逆"的气滞，这种气滞会造成十二指肠溃疡或胃溃疡，严重的会造成胃出血。这样的人最大的特征是额头特别

所谓的生气并不单指发出来的脾气，
生闷气也会对人体造成伤害。

高，也就是额头上方呈半圆形的前秃。这种人在发病时鼻翼两侧会发红，略红时，可能是十二指肠溃疡或胃溃疡；非常红时，就可能是胃出血了。

中医的五行理论认为肝属木，脾属土，木克土。肝气太盛会使脾脏也跟着受影响。如果是血气很旺盛的年轻人，他的身体就会产生许多白细胞去处理肠胃的问题。

生气会造成肝热，肝热也会让人更容易生气。从中医的观点来看，怒伤肝，肝伤了更容易发怒，两者会互为因果而形成恶性循环。同样，悲伤肺，肺伤了更容易悲；忧伤脾，脾伤了更容易忧，这样，人就会进入抑郁症的死胡同里。

人体长期透支体力后，血气会下降到阴虚火旺的水平，由于这时人体使用的能量是透支的“火”，肝必定比较热，肝火也比较旺，所以人就很容易生气。因此，调养血气，使血气上升超越阴虚的水平，也会使人的脾气变得比较平和。

暴怒会造成肝热，继而使肺也跟着热起来，就会给人带来严重的失眠。我们曾经遇到过一个五天五夜无法入眠的人，他的失眠就是生

日常保养的第一件事就是要求“不生气”。

气造成的。

对身体虚弱的患者来说，有时候一生气就会有生命危险。例如，痰比较多的患者，生气会使痰上涌，造成严重的气喘，一不小心就有可能窒息。

由于生气会使身体产生许多问题，因此，日常保养的第一件事就是做到“不生气”。所谓的不生气并不是把气闷住，而是修养身心，开阔心胸，在面对人生不如意时，能有更宽广的心胸包容他人的过错，根本没有生气的念头。如果生活或工作的环境让人无法不生气，那就只有改变环境了。

爱生气是由一个人内在的性格因素造成的，再好的医生也无法制止患者生气，只有患者自己调养心性才有机会克服。

医生只能在患者生气之后，设法将生气造成的伤害降到最低，做法是按摩或针灸肝经。最简单的方法，就是人生了气之后立刻按摩脚背上的**太冲穴**（图 19），这样可以让上升的肝气往下疏泄。这时按摩这个穴位会很痛，必须反复按摩，直到这个穴位不再疼痛为止。也可以在生气的当天找一个针灸医生，请他在太冲穴扎针，然后隔两天再

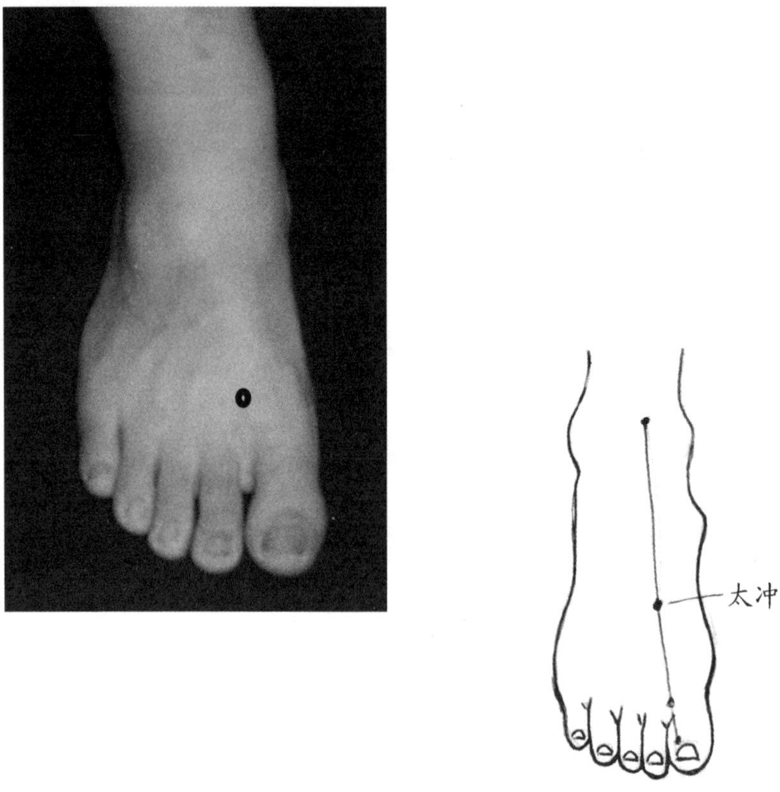

图 19　太冲穴属肝经，在足背部第一趾骨间隙之后方凹陷处

最简单的消气办法则是用热水泡脚。

扎一次，直到这个穴位按起来不再疼痛，头顶也不再发热为止。或者可以辅助吃些疏泄肝气的食物，如陈皮等，也很有帮助。最简单的消气办法则是用热水泡脚，将水温控制在 40 ～ 42℃，泡的时间长短则因人而异，最好泡到肩背出汗（在室温 25 ～ 28℃时）为止。

如果由于生气而在肝里留下了血瘤，那就需要很长时间的保养，当血气能量升高后，身体才会处理这个问题。

生气是“用别人的过错惩罚自己”，是很愚笨的一种行为。

以目前医学的诊断方法很难定义患者的疾病是否由生气造成的，也许将来有一天，可以做到这一点。

保持肠胃的清洁

肠胃的问题和多数慢性病有密切的联系。许多严重的疾病，追根究底，多数源自肠胃的问题，例如鼻咽癌、淋巴癌、皮肤癌、肌无力、痛风等。

在日常生活中随处都能见到肠胃有问题的人，例如肥胖的人、大

多数慢性病，是我们用错了身体的结果。我们需要的，不是灵丹妙药，而是一本正确的人体使用手册。

腹便便的人、容易长粉刺的人、下嘴唇肥厚的人、容易流口水的小孩等。这些人都有肠胃受到较严重感染的症状。

这些感染主要有两个来源：一个是唾液，另一个是不清洁的食物。

防止唾液感染

西医认为，刚出生不久的婴儿由于还有母体的抗体，所以很少生病，也很少有拉肚子的现象出现。六个月之后，这些抗体慢慢地失去了效用，婴儿生病的次数就会越来越多，也开始拉肚子。经过一段时间的疾病历练，慢慢地会培养出抵抗力。从这个说法演变下来，有些人就认为吃东西太注重卫生，会使孩子没有抵抗力。“不干不净，吃了没病”这句俗语就是这个道理。

婴儿主要是吃奶，和成人的食物完全不同，和外界接触不多，受到感染的机会很少。但在出生六个月之后，婴儿开始接受成人的食物，开始喝汤或吃一些流质的食物，这时他很可能会使用成人用过的餐具，受到成人唾液的感染。成人口中有上千种不同的细菌，它们是一点一点慢

很多人身体力行地奉行本书中的一式三招及健康观念，健康真的就这么实现了。

慢积累下来的，在口腔内已经形成一个平衡的状态。口腔实际上充满了细菌，但表面上看起来并没有疾病的症状。但是让几乎完全洁净的婴儿突然接受这么多的细菌，会造成很大的问题。

再大一些的孩子，长出了牙齿，可以吃的东西就更多，他开始和成人共桌吃饭，感染的机会也就更多了。特别是一些长得可爱的孩子，他们到左邻右舍串门子，大人都会拿些东西给他们吃，有时候大人甚至将吃了一半的东西放到孩子嘴里。这样孩子就完全暴露在成人的唾液感染环境中。

感染初期，由于人体仍有强大的抵抗力，细菌一进入体内，就会立即引发人体的防卫系统和细菌之间的大战，随即出现拉肚子甚至发热的症状。这时症状激烈，大人们就会以为孩子的身体不好，抵抗力不够。

随着感染次数的增加，身体的血气愈来愈低，抵抗力也愈来愈差，身体最终失去抵抗能力，任由细菌长驻在体内，人也就不再拉肚子了。这时不再出现有感觉的症状，开始出现流口水、发胖等没有感觉的症状，大人们就会以为孩子的抵抗力强了。

从表面上看，常常拉肚子，大家都以为这是抵抗力不好的现象，而认为不常拉肚子是肠胃好的现象。实际情况是完全相反的。对于这类肠胃细菌的感染最大的问题是，在人体失去抵抗力后，当它再受到感染时，身体不再进行抵抗，也不会有任何不舒服的症状，人体对细菌完全没有感觉。可是细菌却在体内不断增长，这些细菌会消耗人体大量的血气能量，直到有一天人体血气能量枯竭，才会出现其他形式疾病的症状。这时距离最早的感染时间，很可能已经过去了几个月、几年甚至更久。

成人的唾液中含有大量的细菌，这些细菌不但会对孩子造成非常大的伤害，也会对成人造成伤害。中国人的饮食习惯是一家人共同在相同的餐盘中夹取食物，这是非常不卫生的。因此，洁净肠胃的第一件工作，就是改变饮食习惯，推行“公筷母匙”的饮食方式，特别是有孩子的家庭。这是保护儿童不受成人唾液感染的最基本条件。

每一种不同的细菌会在人体特定的部位驻留，当细菌驻留肠胃中时，会在经络相应的部位造成阻塞，时间长了，就会形成垃圾的堆积。通常经过长期相处，一家人的身上都会拥有相同种类的细菌，它们会在经络相同的部位上堆积垃圾。慢慢地，即便是没有血缘关系的亲人，长相也会愈来愈像。

许多人认为血缘关系是造成长相相似的主要原因，但我们经常发现一些养子或养女也和养父或养母愈来愈像。更常见的是，一对夫妻共同生活久了，也会愈来愈像，人们将这称之为“夫妻脸”。这是因为夫妻两人肠胃中有愈来愈多相同的细菌，这些细菌造成多数阻塞经

洁净肠胃的第一件工作，就是改变饮食习惯，推行“公筷母匙”的饮食方式。

络的位置愈来愈相似，脸面上垃圾的堆积情形也愈来愈相近，两人的长相就自然愈来愈像了。说穿了，夫妻脸代表的是夫妻体内有相同细菌的病象，一点儿都不罗曼蒂克。

不吃生的动物性食物

生的动物性食物，是人体细菌感染的另一个来源，例如生鱼片，半生不熟的牛、羊肉，醉虾、醉蟹，没煮熟的蜗牛或田螺、黄泥螺等。

和唾液感染相同，人体在感染这些细菌的初期，如果有足够的血气，就会出现拉肚子或其他的症状。但是过一段时间之后，人体失去了抵抗力，对这些食物就不再有任何反应。对于这种现象，有些人认为是身体经过这些锻炼，抵抗力增强了，所以能够抵抗这些细菌。也有些人认为，这些食物很干净，没有细菌。这两种人多数会继续食用那些食物，细菌会在他们体内继续繁殖。

和人体的唾液感染相同，这种细菌的感染，从感染到发病通常需要数十年的时间。等到发病时，大多数人无论如何都无法将疾病和这

生的动物性食物，是人体细菌感
染的另一个来源。

些食物联想在一起。多数人都认为，吃了几十年都没事的食物不可能会致病的。

更有人认为，日本人吃生鱼片几百年都没有问题，日本是发达国家，科技先进国家，日本人又有洁癖。殊不知日本人早期之所以身材矮小，很可能就是长期吃生鱼片的习惯所致。现今日本人肠癌、肺癌、鼻咽癌的患病概率都偏高，这些癌症都和肠胃的感染有密切关系。

肠癌当然就是长在肠子里的，肺癌有很大一部分是在肺部前方的位置长了肿瘤或癌细胞，从经络上看，就是长在大肠经经过的部位，它很可能也是由大肠长期感染引起的。鼻咽癌的情形和肺癌类似，长异物的部位也是大肠经经过的部位。这些癌症都和大肠的感染脱不了干系。

肠胃是人体筛选食物的第一道防线，当人体吃进了不洁的食物，最好的策略就是把这些食物和细菌用拉肚子的形式排出体外。如果一个人很久都不再拉肚子，这并不代表他的肠胃很好，而是他的肠胃已经“麻木”了。

中医的各种治疗手段

传统中医的治疗手段，在古书中的记载是砭、针、灸、药四种方法。“砭”指刮痧和按摩的物理治疗方法，是四种方法之首，可见是各种方法中最重要的方法。“砭”不仅治疗效果好，而且完全不需要特别的材料和工具，只要一双手或简单的刮痧板或瓷汤匙，甚至扁平光滑的石头就行了，随时随地都能为人治病，这是最方便的医疗方法，因此被古人列为四种治病方法之首。“药”为四种方法之末，主要是因为这种方法需要各种不同的药材，而这些药材不是随时随地都能具备的，因此被列为治疗方法中的下策。

一个好的中医应该精通这些方法，视实际需要及资源状况，选择最好的方法为人治病。但是使用“砭”法的医生最耗体力，也最耗时间，最不容易赚钱，而且动手动脚地像在干粗活一样，形象也不是很好。而开方取药的医生，不但能用最少时间、最少体力为人看病，维持医生专业权威的形象，而且由于药材价格比较高，可以获得较大的经济利益。

这样多年演变下来，最终“以药为主”的治疗方法成为中医主流，而各种“砭”的手段却沦为民间疗法。有些以“砭”治疗为主的疾病，就成了今天的不治之症，例如重症肌无力就是最好的例子。

重症肌无力最初的成病原因多半是肠胃的细菌感染，加上血气不足，使得脾脏的能力下降，无法清除人体的废水，从而形成了心包积

“砭”指刮痧和按摩的物理治疗方法，是四种方法之首。

液。若长期积液过多，心包经长期阻塞，心脏能力也就长期低下。心脏是人体血液的泵，泵的能力不足，血液也就长期没有能力进入肌肉组织。没有血液的肌肉自然没有力量，没有血液中营养的供养，肌肉逐渐萎缩，由此就引发了严重的疾病。

这种疾病的多数患者由于长时间的心包积液，其心脏外侧堆积了太多的垃圾，从而形成一层厚厚的油脂，现代医学将这种症状称为心肌肥厚。这些堆积的垃圾需要不断地清除，才能慢慢减少。

清除这些垃圾，当然首先需要身体具备足够的血气能量，因此，敲胆经和早睡早起是最重要的手段。当身体休养生息时，可以同时按摩心包经，使心包积液迅速清除，让新产生的垃圾不再堆积，同时也能带走部分旧的垃圾。

这就是本书中一式三招的养生方法，只要不断地重复这一式三招，使心脏外侧的垃圾有机会得以清理干净，当然就有机会使肌肉的能力再度恢复。

第七章　减　肥

以目前的医学观点来看，肥胖算不上是疾病，却是许多人共同的烦恼。市面上有许多减肥的方法，但不是对每一个人都有效。有些人成功地减去了肥肉，但不久精神松懈下来后，人又胖了回去。

现代医学对肥胖的理解是，当人体营养过剩时，身体会把多余的脂肪贮存在皮下，于是就造成了肥胖。也就是说，肥胖所增加的物质是脂肪，这是一种被储存的能量。

这种理论的根据，主要是观察一些冬眠的动物得来的。有些具有冬眠习惯的动物，会在冬天到来之前吃大量食物，让身体明显胖起来。然后，这些动物整个冬天都处在睡眠状态，身体就靠以脂肪形式贮存的能量支撑。

其实自然界中只有很少数的动物有冬眠的习惯，这也许是因为它们的身体在被设计时就具备了这种功能。但是人类显然是没有冬眠的

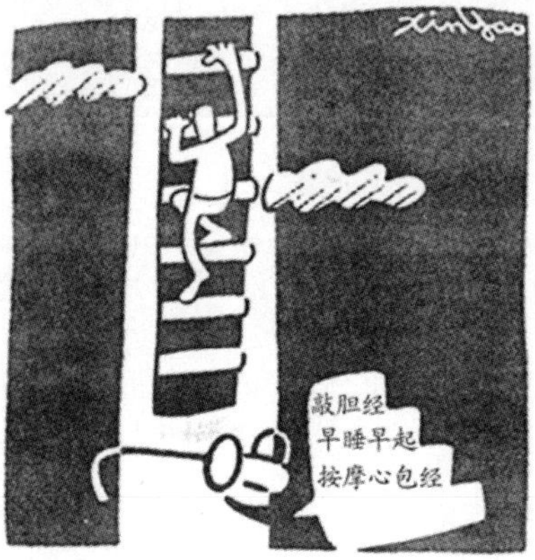

每天一式三招，血气步步高。

习惯和能力的，在被设计时应该也没有具备这种功能。何况人类当中许多胖子的食量并不大，反而许多瘦的人食量大得惊人，却不见其将脂肪堆积在皮下。难道这种贮存能量的能力会因人而异？

仔细观察胖子身上的“脂肪”就会发现，如果用手去“抓”“捏”，那些多出来的“脂肪”似乎感觉是和身体分离的，不是身体组织的一部分。

当我们有机会检查从市场买来的肥猪肉时，我们可以发现其中一部分肥肉是不和其组织连接的，我们可以轻易地用手将之分离。但是有一部分肥肉则是直接连接在皮下组织的，两者显然是不同的。

有些人身上的脂肪瘤会转移位置，而且有的人会明显地感觉到这些瘤和身体是分离的。也就是说，这些多出来的物质并不是人体的组织。这些物质很有可能是含有能量的营养物质，更有可能是身体无力排泄出去的垃圾。

几乎今天所有的减肥理论都是从这个观点衍伸出来的，都在努力地提倡防止“脂肪”的增加或实现“脂肪”的消减。其主要的方法都是减少热量摄入，或者把脂肪消耗掉。

很多人身体力行地奉行本书中的一式三招及健康观念，健康真的就这么得到了。

例如，控制饮食，防止摄入过多热量而转化成脂肪；多运动，消耗脂肪能量；甚至直接做手术抽取脂肪，等等。这些都是从动物冬眠的理论所发展出来的方法。

显然这些方法并不都能发挥作用，许多人就算用了这些方法也无法祛除肥肉，甚至连控制体重不再继续增长都做不到。但是也有许多人就算不依照这种法则生活，也不会发胖。最大的讽刺是西方医学最先进的美国，每年花了无数的钱在减肥市场上，仍然无法阻止肥胖人口的继续增长。这说明整个减肥理论有非常大的缺陷，这种理论很可能完全错了。

仔细观察年龄在脸上和身上留下来的痕迹，可以发现，随着年龄的增长，脸上和身上堆积着愈来愈多的“东西”，这就像一幢老旧的房子，总是到处留下无法清除的痕迹。如果这些东西是脂肪的话，是不是意味着随着年龄增大，身体就贮存了更多的能量呢？显然这一点和实际的情形正好相反，身上堆了愈少东西的人，其体能似乎更好一些。

吃得少的人发胖，吃得多的人反而不发胖。用能量贮存的理论并不能解释这种现象的逻辑。

有些肥胖不是吃得太多，而是排得太少

肥胖的真正原因很可能是身体的血气能量不够，人体没有足够的能量将身体内部的废物排出体外。这些排不出去的垃圾堆积在身体内部组织的间隙，随着堆积垃圾的逐渐增加，人就慢慢地胖起来了。

从这个逻辑来看，肥胖并不是能量过剩，从而身体将能量贮存下来；反而是能量不够，从而身体没有足够的能量将垃圾排出体外。从能量观点来看，这两者完全相反，前者是能量过剩，后者是能量不足。这样的逻辑和传统的认知几乎背道而驰，却能对各种肥胖的现象做出更合理的解释。

许多胖子的食量并不大，但还是不断地发胖。经常听到有胖子抱怨，他连喝水都会胖。有时这并非夸张，而是真实情况。许多体形瘦的人，吃再多的食物也不会发胖。这两种人的胖瘦和他们的食量并没有直接的关系，吃得少的人发胖，吃得多的人反而不发胖。用能量贮存的理论并不能解释这种现象的逻辑。但是用“没有能量排出垃圾的

理论”就很容易解释这种现象。

细胞是身体的最基础组织，每一个细胞都会独立地吸收营养和排泄垃圾，从细胞中排出来的垃圾必须随着体液的流动，经过微血管回到静脉，再经肝、肾的过滤而被排出体外。这其中任何一个环节发生问题，都会造成垃圾无法正常排泄。堆在细胞和细胞之间的垃圾初期分量不多，会悬浮在组织液中，随着时日的增加，这些颗粒会慢慢地愈来愈多，体积也愈来愈大，由原来的液体状最终形成块状的固体。垃圾愈来愈多，整个人体的重量和体形就愈来愈大，从外表触摸起来感觉硬硬的，很多人还以为自己变结实了呢。

心脏病是肥胖的原因之一

身体内部所有液体的流动，其最主要的动力源就是心脏的搏动。因此，造成身体中垃圾堆积的最主要原因必定是心脏的问题。现在有两种由统计分析得出的肥胖逻辑：一是肥胖的人容易得心脏病；二是随着经济条件的改善，饮食也跟着改善，营养过剩（失衡）成为肥胖的最主要原因。多数人都同意这两个逻辑，但是真的如此吗？

先从肥胖的人容易得心脏病这一观点谈起，中医和西医对疾病的认定有很大的差距。以心包积液为例，西医必须等透视照片确认心包积液超出标准才能确认疾病的存在。但是中医从把脉中的沉脉现象可以立即得知心包积液过多，通常这时就算用最先进的仪器检查，也不会立刻认定心脏有问题。可以说，在心脏疾病的认定上，中医远较西医敏感得多。

在中医的观点看来，大多数肥胖的人，心包经都是阻塞的，而且这种阻塞的情形通常都在一个人还没有真正肥胖的时候就出现了。而实际的情形是，由于心包经的阻塞（心包积液过多），经络中的组织液流动出现了障碍，从而导致垃圾的堆积，而长时间的垃圾堆积最终就形成了肥胖。

心包经阻塞的人随着其身体的血气能量愈来愈低，排不出去的垃圾就愈来愈多，人也就愈来愈胖，同时心包积液愈来愈多，问题也会愈来愈严重。心包积液过多引起的毛病，如心悸和心律失常等，也会跟着愈来愈严重，因而医生会检查出这是心脏方面的疾病。肥胖的问题可以先从外观上看出来，心脏的疾病要过很久才能被查出来，从统计数据上来看，大多数的胖子最终得心脏病的比例很高，因此，肥胖就变成了心脏病的原因。这和从中医理论所推论的结果“心脏病造成了肥胖”，因果顺序完全颠倒。

再谈一谈“经济能力提升造成营养过剩，最终形成肥胖”这一观点。其实，随着发展中国家经济能力的提升，人们除了改善饮食，还在家庭中增加了电风扇、空调和冰箱等电器用品。

记得我小时候家里刚有电扇时，秋夏天从外面玩得满头大汗回来，最开心的就是对着电风扇猛吹。现在的孩子则可以进到空调房对着出风口吹冷气，同时到冰箱里拿一瓶冰凉的饮料，大口大口地灌进肚子里。通常家里的长辈会制止这种行为，因为他们认为这会对身体造成伤害。

并非肥胖的人容易得心脏病，心脏病才是肥胖的真正原因。

确实，满头大汗时，这些人为的降温方法会对身体造成严重的伤害。当你满头大汗时，你的身体正在排泄运动后所产生的垃圾，这时如果直接吹冷气或喝冰水，身体局部的感觉器官会很快降下温来，并且将这个信号传送给大脑，告知身体已降温的信息，身体就会随即终止其原有排除垃圾的工作。但是实际上这种降温信号是外来的，而且只是局部降温，不是身体真正完成了排泄工作后发出的信号。在身体将排泄垃圾的工作停止之后，那些还没有被排出的垃圾则被留在身体里。

更糟糕的是，人在满头大汗时，其心脏是最热的器官，需要不断地散热，当外界的冷气或冰水打乱了身体的信息，心脏的散热工作也就跟着突然停止。这种现象很容易造成对心脏的严重伤害，心肌会因散热不及时而受损，从而使心脏的运行受到影响。营养过剩的问题并不一定是肥胖的真正原因，而冰水和冷气的不当使用，很可能是造成肥胖更主要的因素。时至今日，美国用尽了各种减肥的手段，但其民众肥胖的比例仍然不断增长，这种现象，很可能和他们长期以冰冷饮料为主要的水分来源有非常密切的关系。

心包积液过多和心肌的疾病都会使心脏工作的能力下降，进而造成身体体液流通的障碍，最终导致肥胖。并非肥胖的人容易得心脏病，心脏病才是肥胖的真正原因。

不同体形的肥胖，有不同的原因

中医诊断学中的“望诊”是非常重要的方法，其中又以“望形”最为重要。“望形”时所“望”的就是肥胖的体形，也就是各个经络中垃圾堆积的状态。例如，前面章节提过的胆功能出现问题时会出现大腿外侧较胖或“萝卜腿”现象，即“望形”的一种诊断实例。

全身性均匀的肥胖，是脾脏能力低下，无法把分散在身体各个部位的废水送走而形成的。脾脏把水送到身体的中段后，剩下的工作就是肾脏再把废水排出体外。因此，当身体中段腰及臀部特别肥胖时，就可以认为是肾脏能力低下，无法把废水排出去的症状。堆在肾脏所在区域的废水和垃圾，最终会导致这种中段特别肥胖的体形形成。

另外，有的人额头上的皮下脂肪肥厚，以至于出现皱纹。由于该处的上方是大肠经别经过的部位，因此，可以断言这个人大肠中的病灶较多。有的人下巴两侧的脸颊肥厚，这也是大肠经出现问题；如果其上方接近耳朵的部位较肥厚，则是小肠经出现问题。而有的人正面脸颊、眼下及鼻子两侧较厚，则是胃部的问题造成的。这些都是依据经络理论而建立的诊断方法。

并不是只有胖的人才会有垃圾堆积，而瘦的人就没有垃圾堆积。

并不是只有胖的人才会有垃圾堆积，瘦的人也会有垃圾堆积。

实际上，肺气较弱的人，其身体无法充分吸收水分，喝进来的水没有分布到各个器官就直接被排出去。如果这个人同时也有脾虚的问题，那么其身体里也会堆积许多垃圾，但是垃圾中的水分很少，多数的垃圾都处于失水的状态，所以这个人会显得干干扁扁的，看起来不胖，摸起来也很结实，显得黑黑瘦瘦的。

这种人一旦进行调养，当其身体的血气上升到阳虚水平，开始有能力清除垃圾时，就会很快将垃圾充水，使其能在身体的组织间流动，以便将之排出体外。因此，这个人的体重会在很短的时间里直线上升，其体积也会快速膨胀。我们就曾遇到这样一个例子，患者在短短的几个月内重了几十千克，手臂也粗了许多，从一个黑黑瘦瘦的人变成了白白胖胖的人。

许多疾病的根源都和幼年的生
活习惯有着直接而密切的关系。

肠胃问题是肥胖最主要的原因之一

当脾脏的能力不足时，心包就容易产生积液，这会使心脏工作的能力降低。心脏是人体血液的泵，当泵的动力不足时，血液就无法顺畅地输送出去，整个身体的活力就会降低，人体经络中的体液就不易流动，废物也就无法排出。

造成脾虚最主要的原因，是身体的维修系统工作过于劳累。人体在受伤或受到细菌的侵入时，会出现这种现象。人体最容易受到细菌感染的部位，当然是肠胃了。由于脾虚的体质多半形成于幼年时期，许多疾病的根源都和幼年的生活习惯有着直接而密切的关系。

前面我们谈到的儿童肠胃感染，就会使幼儿形成脾虚的体质。心包经经常阻塞，会让人慢慢地愈来愈胖，而且容易让人流口水，这些“现象”其实是脾虚的真正症状。从中医理论来讲，人脾虚时会出现“脾不束肌”的症状，让嘴唇的肌肉没有力量，而幼儿又不像成人会有意识地加以控制，因此就更容易流口水了。

这些容易受成人唾液感染的幼儿，多数是受到成人疼爱的孩子，会被经常喂食成人接触过的食物。其在逐渐发胖时，加上流点口水会显得更加天真可爱，自然会得到更多成人的疼爱，他受到感染的概率当然也就愈大。

那些经常在社区里串门子的可爱孩子，多数在长大之后都成了胖子。而且这些孩子从小就处于血气能量不足状态，日后也不容易长得太高，从而形成矮矮胖胖的体形。这是最典型的“爱之适足以害之”的例子。

这些幼儿的肠胃问题有轻重之分，比较严重的人，在很小的时候就成了小胖子；比较轻微的人，直到年龄较大时才变成胖子；有的甚至到了中年才开始发胖。

增加身体的能量，是减肥的第一课

从肥胖是由能量不足造成的这一观点来看，当人体的气血能量不足时，人体为了节省能量的支出，会减少一些不重要的工作。而垃圾的排泄是第一个被搁置的，因为这些垃圾暂时不清理并不会对人体造成太大的伤害。

从“能量不足是肥胖的原因”的观点所发展出来的减肥方法，和大家熟知的“能量过剩是肥胖的原因”的观点所发展出来的减肥方法有很大的不同。运动、节食、控制热量的等减肥方法，多数是增加能量消耗的方法，会减少身体的总能量。而从新的观点看，垃圾排不出去主要是因为能量不足，而这些方法会使能量耗损增加，是反其道而

表面上肥胖的原因有二：一是能量不够，二是经络不通。

行的。基于此观点，减肥时不应该减少身体的能量，反而要增加身体的能量以提升气血。

在对经络的研究中，中医发现经络是除人体血管系统外的另外一个体液流动场所，它负责将营养运送到细胞周围以供细胞吸收，同时也将细胞所产生的垃圾带走。因此，经络不通是垃圾堆积的另一个重要原因。

在传统的减肥方法中，运动具有强化心脏、疏通经络的功效，因此，人通过运动仍然能够达到减肥的目的。运动还有另外两个好处：一是会大量消耗人体的能量，造成身体的疲倦感，使得晚上的睡眠品质得到改善，从而增加睡眠的时间；二是运动消耗了大量的能量，也会增加食物的摄取量。因此，运动真正提升人体能量的功效，是其后续的饮食、休息、睡眠的增加，而且运动能使经络畅通，使身体功能恢复正常，从而产生更多的血气能量。

综合上述结果，表面上肥胖的原因有二：一是能量不够，二是经络不通。一式三招的养生法，是减肥最简单的方法，也是养生最重要的功课，完全顺应人体自然运行的规律。

减肥不能用体重来衡量成效，
必须真正地测量体积。

在减肥的过程中，身体会出现许多变化。这些变化用目前普遍的观念来看，很容易使人产生误解，从而采取不当的措施，这些措施经常会终止身体的减肥过程。因此，我们在这里列出几种可能发生的现象以及正确的处理方法。

减肥不是减重量，而是减体积

在养生过程中，体内的血液总量会逐渐增加，这使得人体的骨髓和内脏的含血量也会相对提高。这部分的重量改变并不会使人变胖，但会使体重增加。在目前以体重来衡量减肥成效的方法中，这种情况很容易被误以为人又胖了。

有了这部分增加的血液，也就是血气能量，人体才有能力排除积存在体表的垃圾，这些垃圾的排除会使身体的体积减小，这样就能真正达到减肥的目的。

这时体重的变化必须考虑血气上升时增加的血液重量，再减去被排出去的垃圾重量。由于血液的比重大于1，而垃圾的比重只有血液的 70%，比较轻，如果增加的血液重量大于排出去的垃圾重量，则会出现“人瘦了，体重反而增加了”的情形。这是非常可能出现的结果。因此，减肥不能用体重来衡量成效，必须真正地测量体积。

发胖是减肥必要的中间过程

人体的垃圾主要是在身体的各个部位之间，通过经络和血管的网络系统输送，再由相应的脏器处理后被排出体外。身体内部的垃圾，除了消化系统中的食物残渣会从肠道中以大便的形式排泄，其他非消化道中的垃圾必定以液态的形式从小便或汗液中排出体外。

成年人体内的脂肪堆积太久，会逐渐形成颗粒，或结成板块，从而使得这些垃圾无法顺利通过人体运送垃圾的通道排出体外。因此，身体必须先将这些垃圾充水，使之稀释成较小的粒子，再随着体液的输送从小便或汗液中排出体外。

在垃圾充水的过程中，人会先行发胖，其体重会迅速增加，等到垃圾排出去了，人就会瘦下来。许多人之所以一休息就发胖，就是因为人体休息时血气增加了，会立即进入充水过程。在充水的过程中，人会喝大量的水，小便并不见多，但体重在一两天内迅速增加 1 ～ 3 千克；当垃圾排出时，人虽不喝水也会有大量的尿液，同样地也会在一两天内迅速减少 1 ～ 3 千克。

通常皮肤暗、不常运动但身体很结实的人，其脂肪堆积的情形就很严重，这是由于其肺虚的体质使大多数垃圾的含水量偏低。因此，

> 如果所用的减肥方法会对人体造成伤害，让组织中堆积更多的垃圾，那么人胖回来之后，就会比减肥之前更胖。

身体在调养过程中更容易出现大量充水的现象。由于每次排出体外的垃圾有限，多数人都必须反复经历相同的过程，不断重复胖胖瘦瘦的变化，才能达到减肥的目的。

在这个过程中，我们可以发现，原来很结实的部位开始渐渐变得松软，最后逐渐瘦下去了。

原来就没有肌肉的人，有可能减得太瘦

当人体一直保持充足血气的状态时，人体会将所有堆积的垃圾排出。对于原来缺乏运动、肌肉体积太小的人来说，他有可能一瘦不可收拾，甚至瘦到皮包骨头的地步。

速成的减肥方法多数是将垃圾脱水

在许多减肥的广告中常能看到，那些减肥的药品宣称可以在很短的时间内就达到减肥的功效。其机制多数是利用脱水的方法，让垃圾

身体健康了，体内的垃圾自然
会祛除，人也就瘦了下来。

中的水分快速流失。

从中医的理论讲，我们可以找到两种让人体快速失水的方法。一因肺为水上之源，肺主行水，使人体出现肺虚的症状，可以减少各个组织的供水；另一种是造成肝热的症状，因肾主水，水不涵木，亦可快速失水。换句话说，只要把肝和肺弄出毛病，就能快速达到减肥的效果。这种效果就像有些癌症患者会在一个月之内失去超过 10 千克的体重一样。

使用这种脱水的方法后，由于垃圾仍在体内，仍然是身体急欲“去之而后快”的东西，因此当体力恢复后，身体必定还是得将之清出体外。于是，身体只要转好，就会立刻开始充水，人体就会快速地发胖。这也就是多数减肥方法在停止了减肥措施后，人很快就会胖回来的道理。如果所用的减肥方法会对人体造成伤害，让组织中堆积更多的垃圾，那么人胖回来之后，就会比减肥之前更胖。

传统中医疏通经络的各种方法，包括针、灸、按摩以及疏通经络的运动等，可以使身体经常维持在运行的最佳状态，使组织间的垃圾更容易祛除，使身体的各项功能运转得更好。这对身体整体的发展当

任何时间，只要有机会并且想睡，就尽量睡。

然都是有益的，也能达到减肥的目的。

这种减肥的方法，实际上是追求身体真正的健康。身体健康了，体内的垃圾自然会祛除，人也就瘦了下来。虽然需要的时间长一点，但是人从此建立了良好而健康的生活习惯，只要他继续保持这种生活方式，不但不会再胖回去，而且再也不会受各种慢性病的威胁。

减肥实例

有一个患者，从小就是肥胖的体形，因此，家人对他的饮食严格限制，越胖限制就越严，并且在尝试了所有可能的减肥方法后，仍然控制不了他体重的上升趋势。到了十八周岁，这位患者的体重已经接近 100 千克了。

经过诊断，他其实并不像西医所说的没有病，不只是单纯的肥胖。他大腿内侧的脂肪堆积得极厚，人走路时两腿内侧会互相摩擦，严重时会磨破皮。大腿内侧是肾经通过的部位，肾经的垃圾堆积得多，说明他的两个肾的能力都很差。大腿外侧脂肪也很厚，这是胆经的能力不够所致。胆经能力不足，胆汁分泌一定偏少。这些都是疾病的明显症状，只是人没有不舒适的感觉而已。

长期节食，营养不良，血气能量太低，以至于他的身体连体内的垃圾都排不出去，垃圾在全身到处堆积，也就形成平时我们所看到的肥胖。因此，减肥的第一步就是要求他改变生活习惯，增加血气能量。

首先，我们请他的母亲安排正常的三餐饮食，而且开始时尽量让他吃营养好的食物，只要吃得下就让他吃。这一点他非常开心，因为他从小就没好好吃过。其次，要求他将每天的晚睡习惯改变成每天晚上八九点就睡觉，只要时间许可，想睡多久就睡多久。任何时间，只要有机会并且想睡，就尽量睡。同时要求他每天都做敲打胆经的功课。我们让他先这样回去好好养一个月再来。

一个月内虽然不控制饮食，可他的体重却并没有增加，也没有减少。原来他想尽方法节食都不能阻止发胖的趋势，现在每天没有限制地吃和睡，按照他过去的经验以及传统的观念，他一定会胖得更快，他的家人也都很担心。实际上这个担心的结果并没有发生，一个月下来，他的体重没有变化。该患者初步相信：吃、睡和肥胖并不一定有直接关系。

接着，我们教他的家人为他进行经络按摩，主要是按摩他的胆经和心包经。仍然没有对他的饮食进行任何节制，而是继续加强他的睡眠和定期的经络按摩。三个月后，患者明显瘦了许多，在吃、睡完全放任的条件下，体重减少了 8 千克。

该患者从小就有肠胃的感染，形成了脾虚的体质，这种情况进而影响了他的心脏，使得其心包上的油脂特别肥厚。加上能量一直不够，母亲从小严格限制了他的饮食，他根本吸收不到足够的营养。血气能量差，没有能力处理垃圾，垃圾越积越多，人就越来越胖。越胖就越不敢吃，越不敢吃，血气能量更差，垃圾就越排不出去，从而形成了恶性循环。

如果他母亲从小就不去管他，让他想吃就吃，想睡就睡，可能他现在反而不会这么胖。因此，减肥的第一步，首先要养足一个人的血气能量，再利用经络按摩，协助祛除心脏外面肥厚的油脂，使心脏的搏动恢复正常的能力，让皮下组织中的体液能正常流动。将垃圾逐步运出体外，人就会慢慢瘦下来。这种方法需要比较长的时间和正确的观念，正是由于彻底地清除了垃圾，所以能实现真正的减肥目的。

第八章　慢性病的调养

我父亲在他四十岁时，患了风湿病导致不能行走，当时我最深刻的印象是“那是一种无法根治的慢性疾病”。父亲到了五十五岁时，又患了大肠癌。癌症意味着死亡，当时这对全家而言可谓晴天霹雳，父亲的工作是全家人唯一的收入来源，这种疾病会改变全家稳定的生活。后来父亲幸运地度过了癌症的劫难，到了老年，他又患上了糖尿病。自从得了风湿病之后，父亲就不停地吃药，就像西方人吃饭后用甜点一样。每餐饭后，我总看到父亲吃下各种颜色的药。

父亲一生中曾经罹患的疾病是常见的慢性病。这些病最让人困扰的是没有根治的方法，却有一大堆的禁忌。人一旦开始吃药，就成为医院里的长期患者。通常这些患者都是家庭的男主人或女主人，其整个家庭往往会因此面临经济困难的境地。

中国有一句老话：“真药医假病，真病无药医。”这句话其实说

灵丹妙药就在自己身体里，可人们却在外面不停地找。

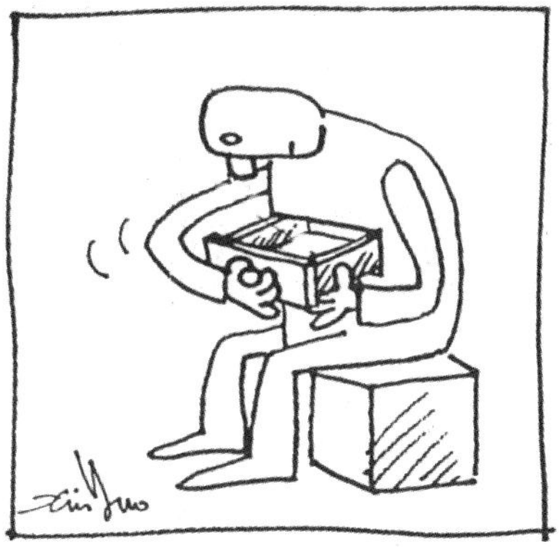

明，真正治疗人体的并不是那些药，而是身体自身的能力。从人体外部的一个小伤口到内部脏腑里的严重疾病，都是只有身体自身才能治疗的。而身体自身治病的能力依赖身体是不是有完全足够的血气能量，以及各个脏腑是否正常运行；还依赖疾病出现时人体有没有能力对抗外来细菌或病毒的侵袭，有没有能力把受损的器官修复。

大多数人都有这么一种经验，年轻时身上的小伤口很容易愈合，随着身体的老化和衰弱，伤口的自愈能力愈来愈差，伤口的愈合往往需要更长的时间。这种现象就说明人体的修复能力和血气高低有密切联系。

人体在不同的血气水平时，其身体的各种反应都会不同。就拿伤口的愈合来说，大家都知道，在糖尿病的众多症状中有一个是伤口非常不容易愈合。这就说明糖尿病患者的血气能量非常低。

在接下来的章节，我将针对我们有实际经验的慢性病调理，先从血气能量观点重新梳理每一种慢性病的病因病机，再从中推演归纳出治疗方案。有一点必须声明的是，这些病因病机是从血气能量的观点来做的分析，在未来还需要更多的临床实证才能成为真正实用的方法，本书提供给读者的目的，是为读者面对出现的许多难以理解的状况选择养生疗法时提供一个另外的思考身体变化的角度。

多数的科学领域，都经过哲学、理论科学、实证科学三个步骤和方向的发展，互相影响并推动整体的进步。例如物理学就有理论物理和实证物理的区别。许多新的科技都是在理论出现许多年之后才付诸实用的。

由于医学领域直接涉及人的生命健康，同时近代医学最重大的进步多来自实证，循证医学实证是医学理论被最终接受的重要途径之一。

解剖学是现代医学最重要的基础学科和理论依据，现代医学所有的理论都需要在解剖学中予以证实。由于人体有许多方面都和现代的计算机相像，因此，这本书反复用计算机系统来比拟人体。

计算机由硬件和软件组成，如果我们不知道软件的设计原理，即使直接“解剖”硬件也不可能找到软件的真相，也不可能修复一个完整的计算机系统，甚至没有任何证据可以证明软件的存在。

人体的运行和计算机非常相像，计算机有硬件、应用软件和系统软件三个部分，人体也有身、心、灵三个部分，现代医学也有愈来愈多的证据认为这三者的问题可能是疾病的原因。无论是现在还是未来高超的解剖技术，都不可能找出心识和灵魂造成疾病的原因。这就像“解剖”计算机无法证明软件的存在一样，解剖人体也不可能找出心识和灵魂存在的证据。但并不能就此否定心识和灵魂的存在。

单纯的实证医学不可能发展出真正能使多数慢性病痊愈的技术或

无论是现代还是未来高超的解剖技术，都不可能找出心识和灵魂造成疾病的原因。

治疗手段。现代的医学体系必须尽快建立理论医学体系，建立多种不同哲学观点的理论系统，并对其进行大量的临床实证验证之后，才有机会找出真正能使慢性病痊愈的方法。

接下来的章节，我们即以这种假设观点来建立初步的理论模型。既往我们采用这样的模型指导患者进行调养，虽然没有使患者全部达到健康的目的，但成功的概率还是很高的。

痛风的调养

一个朋友患了痛风，左脚踇趾痛，这是因为其中积存了大量的尿酸结晶。我建议他大量服用一种以抗氧化剂著称的保健食品，他服用的当天，患处很快就出现了水肿。过去他也曾出现水肿，每次到医院服药治疗后，水肿很快就消了。但医院的治疗方法只能消肿，对于尿酸结晶的排除则完全无能为力。随着时间的推移，尿酸结晶愈积愈多，最终使他的踇趾肿到大约是正常尺寸的两倍。

我建议他尝试新的方法，故意制造出水肿，并在当天做些经络调理，然后早点上床睡觉。第二天让他继续服用大量含有抗氧化剂的保健食品，在其相同的患处及经络处做调理。并且让他维持良好的睡眠习惯，同时尽可能维持那条肿胀的腿不动，避免尿酸结晶尖锐的表面割伤身体组织造成发炎。这样持续到第五天，水肿消除了。

第六天继续服用抗氧化剂，当天患处又出现水肿，再按着前几天相同的方法来应对。不断地重复“创造水肿、自然消肿”的过程，让身体一点一点地溶解尿酸结晶，再将之排出体外。五个星期后，肿大的脚踇趾恢复到正常的模样，多年积存下来的尿酸结晶都被排出了。

虽然积存在踇趾多年的尿酸结晶都被清除了，但是他仍然没有停止这种调养方式，又将身体其他出现较小规模的水肿部位消肿过一次，似乎要把积存在各个角落里的尿酸结晶都排干净。困扰了他很多年的痼疾，终于被他找到了治愈的方法。这个例子就是典型的“充分发挥身体自愈机制”的调养方法。

在现代医学中，痛风患者出现的水肿，通常会被认定是发炎的表现，水肿会被认定为疾病的本体。实际的情形并非如此，痛风是骨关节中积存了尿酸结晶，这些固态且尖锐的结晶割伤了周围的组织，造成了疼痛和发炎。当能量足够时，身体即会启动自愈机制处理这个问题。

面对这些固态的尿酸结晶，最好的自愈方案就是将之排出体外。身体内部除了在消化道中的固态垃圾有机会直接从肛门排出体外，在组织中的固态垃圾只有被溶化成液态之后，才有机会借助体液和血液的运输，最终通过汗液或尿液排出体外。因此，当身体有能力清除这些尿酸结晶时，首先应在结晶的周围充水，而且这些水必须停留在结晶周围一段时间，把结晶表层的一部分溶解在体液中。带有这些被溶解的尿酸的体液会进入静脉，再由血液将之运走。也就是说，身体自愈机制清除尿酸结晶的第一道程序，是先在尿酸结晶的周围创造出水肿的环境，让积存的尿酸结晶有机会溶解成液态。

现代医学治疗水肿的目标在于尽快消除水肿，把患处的水尽快排除，尿酸结晶反而失去了溶解的时间，也就无法被排除了。这种以消肿为目的的治疗方法也许能够快速消除水肿造成的不适，但是对身体没有真正的好处，相反，还中断了身体自愈机制的运行。

在这个例子中，对于“水肿”的定义，应该将之从“发炎”修正为“自愈现象”，它就像皮肤伤口愈合过程中的红肿和发痒。造成水肿的水分是溶解身体中固态结晶不可少的材料，消除水肿不应该成为治疗的目标。当然，如果患者在出现水肿时仍然继续活动，使尖锐的尿酸结晶不断地割伤周围的组织，那么它有可能变成真正的发炎，因此，让患处保持不动是非常重要的。当“水肿”被定义成“发炎”时，这种治疗就走错了方向，治疗所耗费的成本自然都成了资源的浪费。

由于以消肿为目标的治疗没有清除尿酸结晶，因此，当患者休息够了，身体累积了足够的能量后，会再次启动自愈机制，再度造成新的水肿。医生很容易将这种情况判定为“痛风复发”。不断地重复这个错误过程的话，这个病就成了慢性病，长期累积下来所浪费的医疗成本非常可观。而且在不断地治疗之下，尿酸结晶不但没有减小，反而不断增大。当尿酸结晶增大到患者难以忍受时，只好借助昂贵的外科手术将之切除。外科手术之后，尿酸仍然继续累积，过些年又会成为新的结晶。本来可以在一两个月内由身体自愈机制自行康复的小毛病，在错误的治疗下，可能会成为患者终身无法克服的痼疾。错误地给疾病下定义及错误的治疗方法不但浪费了大量的医疗资源，也让患者承受了极大的痛苦。

在调养过程中，使用抗氧化剂的目的只是提升身体的能力，加快自愈机制的启动和完成。对于不想花费额外费用的人来说，他只要知道水肿不是“发病”，而是“自愈机制的启动”，按本书前面章节中介绍的一式三招，早睡、敲胆经、按摩心包经，其身体也会有机会在较长的一段时间之后启动自愈机制将疾病祛除。明白了这些方法之后，患者可以按自己的经济条件，选择适合自己的调养方法。

以上这个例子说明，当身体出现不舒服时，不要立即认定身体生病了，应该先想想身体在做什么。我们应该对身体有更大的信心，相信身体出现异常时是身体在做某些事，或在修复某个器官，或在解决某些问题。

当我们对疾病的思考方向改变了，疾病的发展也会跟着改变。对于某些用现代医学治不好的疾病，我们不妨换一种方式来思考问题，也许会出现新的转机。

过敏性鼻炎的保健

有一年夏天，一个年轻的女同事每天上午都不停地打喷嚏。我问她：“晚上是不是穿短裤睡觉？”她说：“你怎么知道？”我说：“看你天天上午打喷嚏特别严重，猜出来的。”我建议她晚上睡觉时改穿长裤试试。从第二天开始，她就不再打喷嚏了。

由于她很年轻，血气也不差，只是每天上午喷嚏打得特别严重，到傍晚下班时就好多了。她的打喷嚏是在排泄寒气，根据经验，应该是她生活中由于某些习惯造成寒气经常侵入身体，最大的可能是在夜间睡觉时进入的。特别是在炎热的夏天，大家都开着空调睡觉。如果睡觉时穿着短裤，那么寒气会从大腿的胆经和胃经侵入身体。年轻人血气水平较高，第二天早上就开始把前一晚进入的寒气排出去。因此，一到夏天，有的人身体每天都上演相同的“戏码”，于是就形成了过敏性鼻炎。睡觉时改穿长裤之后，大腿不再有寒气侵入，人早上也就不再打喷嚏了。

这是一个很好的例子，许多慢性病都是患者每天不断制造新的病因造成的。如果不先杜绝新的病因，就算有仙丹妙药，也只能把昨天的病祛除。今天创造的病因，明天还是得处理。这些疾病没完没了的，患者却总怪医生无能，不能断根。

许多孩子每天早上起来就打喷嚏，这是过敏性鼻炎常见的状态。多数情形是前一个晚上睡觉时受了凉，需要在第二天将寒气排出去。

中医的诊断，往往是从表面的症状推理出生病的脏腑，再从生病的脏腑找出造成疾病的行为。只要能找到造成疾病的行为并修正该行为，有时候不需要用药就能使疾病痊愈。我把这个例子发表在网上之后，有许多母亲写信告诉我，她们依照这个方法，真的改善了孩子的过

如果不先杜绝新的病因，就算有仙丹妙药，也只能把昨天的病祛除。今天创造的病因，明天还是得处理。

敏性鼻炎。她们只是在孩子睡觉时，为孩子换上长袖长裤的睡衣而已。

另外，许多人在春天时会出现过敏性鼻炎。中医认为，这是由于冬天天气寒冷，人很容易受寒，而身体又必须耗费大量的血液进行保温，因此，如果受寒的情形不太严重，身体会把寒气用某种物质的形式储存在身体里。等到春天气温回升，身体不需要那么多的血液进行保温，就开始排出冬天的寒气。因此，患有这种过敏性鼻炎的人，应该在冬天穿得更暖一些，避免在冬天受寒，到了春天才不会出现过敏性鼻炎的症状。

这种在冬天受寒到春天才发作的情形让人很难防治。人在冬天穿得略微不够时，不会立即出现打喷嚏、流鼻涕的症状，因此就不知道需要加件衣服。等到春天发病时，就为时已晚了。假设穿衣服的保暖程度的下限是不冷，上限是不热，那么习惯穿到不冷的人，实际上是有一点冷冷的感觉的，需要再用点意志力克服那点冷的感觉。也许意志力可以抵抗冷的感觉，但是意志力并不能阻止寒气的侵入。经常穿得有点冷的感觉的人身上的寒气多半很重，在春天比较容易出现过敏性鼻炎。建议常在春天出现过敏性鼻炎的人在冬天穿衣服时，最好超过不冷的程度，而是穿到接近不热的状态。这样，到了春天，过敏性鼻炎出现的概率就会小一点儿。

某些医生会把这种春天出现的过敏性鼻炎归因于花粉，认为是鼻子对花粉过敏引起的。也许其中有一部分人真的对花粉过敏，但可能有很大一部分人的病根本和花粉无关，只是他们发病的季节和花粉出现的季节相同而已。

我从十八岁开始就有很严重的过敏性鼻炎，吃过许多种西医的抗过敏药。每种药开始吃时很有效，吃一段时间后就开始失效，这时加大剂量，就又有效了。但是过一段时间又不起作用，从此这个药就再也没有用了。于是，医生又开始更换用药。我也吃过中药，也许当时对中医的医理不明了，完全依赖中药而没有改变生活作息，因此效果不大。

直到四十五岁开始学习中医，我才知道自己的过敏性鼻炎主要是身上积存太多的寒气所致。于是我开始改变生活作息习惯，并且保持每周至少一次的经络按摩。每次按摩后喷嚏打得特别凶，我明白这是排泄寒气的行为，不是疾病，就让身体尽情地打喷嚏，严重时整天喷嚏不停。等到喷嚏快停止时，又到了按摩的时间，按摩完了喷嚏又开始严重了。就这样不停地打了三年的喷嚏之后，这个病就好了。在我患过敏性鼻炎的三十年间，我鼻子里每天都是湿的，而且鼻子的呼吸一直不正常，我多数时间是用嘴巴呼吸的。在我四十八岁之后，这个病就远离我了，我的鼻子里不再是湿湿的感觉。对于我来说，拥有一个干燥而且通气的鼻子是多么幸福。

学习中医之后，我仔细回想自己得这个病的原因。原来是在十七岁那年，我有一次从学校回家，路上正好下着大雨。我没有穿任何雨具在大雨中骑了一小时的自行车，自第二年开始就得了过敏性鼻炎。

在我的经验中，不停地打喷嚏不一定是鼻子的问题，最大的可能是身体存在着大量的寒气，需要通过大量的喷嚏把寒气排出去。在我自己的例子中，我花了三年时间把该打的喷嚏都打完了，将寒气全都排出去之后，病也就好了。

在这里我给过敏性鼻炎患者提以下几点建议：首先，杜绝寒气侵入的机会，穿衣服一定要保暖，夏天开空调睡觉时，最好穿长袖和长裤的睡衣；其次，要养成良好的生活作息，养成早睡、敲胆经的生活习惯，养足血气；最后，在身体排出寒气的过程中，不要用药物终止症状，应该多休息，让身体集中能量把寒气彻底排出。

婴幼儿的寒气

根据“低温能抑制细菌”的观点，现在有些医院的产房愈具规模，空调开得温度愈低。同时，在产房工作的医生和护士在接生时需要耗费很大的体力，为了避免满头的大汗，所以产房的温度被设定得很低，根本没有考虑到这个房间里最重要的客人——新生儿的需要。新生儿在母亲肚子里时，周围的温度是 36 ～ 37℃，而产房的冷气开到 20℃左右，温差很大。新生儿一出来没穿衣服就暴露在这么低的气温下，不但要被剪除脐带，还要被称体重，需要被折腾个十多分钟或者更长的时间才能被包住。这样的接生程序，身体再强壮的新生儿也受不了。

在许多古装电影或电视剧中，经常能看到生小孩的场景。首先，房间的布置就是要密不通风；其次，在小孩出生之前，必须立刻烧热水。虽然这样的房间中热气腾腾，产妇和助产士必定是满头大汗，但是在这样的产房里，室内温度和母亲肚子里的温度最接近，新生儿是最舒服的。在这样的环境里出生的新生儿，其受到寒气伤害的概率最小。这样的环境才是最合乎新生儿健康的环境。现代超低温的产房，就算有最好的设备和医生，并且完全消了毒，也不是最健康的。

在台北只要看到脸上寒气很重的孩子，我几乎就能猜到他是在哪一个医院出生的。反正往台北几家较著名而且产房温度特别低的医院猜准没错。听说台湾地区儿童胆道梗阻和过敏性鼻炎的比例愈来愈高，这种情况很可能和产房温度有密切关系。从中医的观点来看，在产房温度低的医院出生的小孩，得这些病的概率比较高。

如果新生儿在出生时受了寒，就像在前面几章所说的，其胆的功能会降低，吸收能力也会大幅下降。营养不良，对婴幼儿造成的伤害很难估计。轻微的，不过使婴幼儿长期体弱多病；严重的，可能使婴幼儿发育不全。如果造成脑部的发育不全，那影响就更大了。我甚至怀疑有些孩子的轻微唐氏综合征根本就不是遗传造成的，而是与出生时太冷的产房有关。这些孩子出生时还算正常，随着年龄的增长，症状才慢慢显现，其症状也较遗传唐氏综合征的小孩为轻。

如果您当初生产时产房的温度是很低的，那么您的孩子难免会有

现代超低温的产房，就算有最好的设备和医生，并且完全消了毒，也并不是最健康的。

很重的寒气。寒气的特征主要表现在皮肤的颜色上。肺气本来就较弱的孩子，其身体被寒气击溃时，皮肤的颜色会呈现出较黑的状态，同时孩子也会较瘦。也就是说，黑黑瘦瘦的孩子，是肺虚的典型表现。肺气天生较强的孩子通常都长得壮壮的，这种孩子很容易形成寒气和肺气在体内对峙的状态，他的脸色和身体的皮肤会呈现较为苍白的颜色。这是肺实的症状。

由于这两种情形都会造成营养吸收不良，所以孩子的脸上都很难有血色。有些家长皮肤较黑，常常会以为孩子的黑皮肤来自遗传，其实这是因为家长的身上也存了许多寒气。中国人的正常皮肤颜色应该是略黄中带点儿红润，健康的孩子则应该是白里透红的气色。

出生时受了寒的孩子，其调养时最重要的就是先让其胆功能恢复，我们可以使用成人敲胆经的方法，也可以由成人帮孩子按摩胆经，使其身体能正常吸收营养。同时将孩子的睡眠时间调整到每天晚上的 8:00 ～ 8:30，力求使身体创造出最佳的造血条件，让身体血气能量迅速上升。由于婴幼儿疾病累积的时日并不长，因此，只要调养得法，孩子康复得会非常快，两三个星期病情就会出现好转。

每天一式三招，血气步步升高。

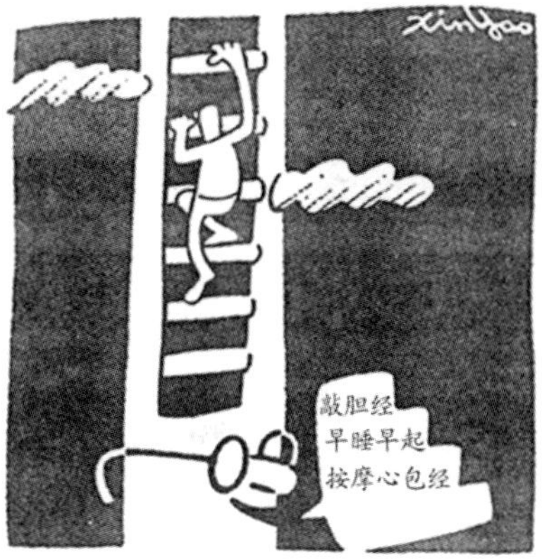

最初的变化多是出现感冒的症状，也可能会拉肚子或打喷嚏、流鼻涕，这是存在身体内部的寒气开始被排出体外的表现。因此，必须放弃以西药治疗症状的处理方式，改以中医的方法，协助孩子将寒气排出体外。

一方面，我们可以找中医开方，借助中药将寒气排出体外。另一方面，也可以用简单的按摩方法缓解孩子的症状。最重要的是，必须尽量让孩子多休息、多喝水，让他集中所有的体力对付寒气。给孩子按摩时，主要按摩其手臂上的肺经（第 75 页图 8）。和胸前的肺经。由于孩子的皮下脂肪很薄，因此，按摩时只要在孩子的经络上轻轻推摩即可。孩子可能经过反复几次的感冒症状之后，才能将寒气完全排出体外。在这个过程中，孩子的脸色会明显改变，变得愈来愈白，逐渐出现光泽，最后显现出白里透红的健康气色。这时调养才算完成。

这种调养的方法适用于不同年龄的孩子，唯对较小的孩子而言，按摩时必须用很轻的力道，避免伤及其筋骨。

失眠的调养

失眠是一件非常复杂的事，有许多原因会造成失眠，不同的原因会产生不同的失眠状态，也必须用不同的方法处理。

当身体处于肺热状态时，嘴唇会发红，人必定会失眠。这种失眠，只要喝喝姜茶，让身体顺利地排出寒气，肺热状态消失了，人就能入睡了。另外，按摩手上肺经的尺泽穴泄除肺热，也能适当改善失眠症状。这种失眠只是偶尔出现，不会形成长期的状态。

身体在处于心火盛、肝火盛时，也会出现肺热的现象，这时就需要先泄除心火和肝火。心火和肝火的产生，主要是由发怒或工作紧张引起的，必须祛除这些因素，肺热现象才能长期改善。短期的改善可以通过热水泡脚来达到，从而使肝气疏泄达到治疗目的。

如由个人强制所设定的睡眠时间和身体本能的睡眠时间发生冲突，也会形成导致失眠。通常这种失眠是最普遍的。

人的身体在中午时常常想小睡一会儿，可是很多人都把这个“坏”习惯戒除了；到了傍晚的时候，身体感觉累了，我们再用意志力去克服欲睡状态；晚上八九点钟又产生困意了，我们却忙着做杂事没时间睡。

经过这几次意志力对身体的抵抗，身体只好产生肝火，提供透支的体力能源，满足我们意志上的要求。等一切忙完了，我们终于可以入睡时，身体内火烧得正旺呢。由于身体不想睡，于是人就失眠了。

身体想睡，你不让睡；等你想睡时，身体已经不想睡了。

身体想睡，你不让睡；等你想睡时，身体已经不想睡了。严格地说这不能算病，只是人们不会正确利用身体造成的结果。

治疗这种失眠，最好的方法就是放任身体自然地睡，想睡就睡，不想睡就不要睡。大约两周后，人应该就能恢复正常了。我称这种方法为听身体声音的失眠自然疗法。

但这种听身体声音的方法并不是那么容易，因为我们的意志力已经控制身体很久了，不习惯也不会听身体的声音。

就像饮食习惯一样，我们长期都是依照自己所知道的各种知识来吃的。我们应该也可以用听身体声音的方法，来找出身体想吃的东西。可是长久以来，我们只会按自己的认知吃东西，很少听听身体想吃什么。

在这个医学对身体了解极为有限的时代，利用现代医学的知识来吃，远比相信自己身体的智慧来吃要僵化得多。

另外，对于由心事造成的失眠，只有解决心事的问题，祛除诱因，才能阻止结果的产生。否则，这种情况没有什么好方法可治，只能靠安眠药来解决。

再生障碍性贫血

这是一种听起来很可怕的疾病，依照目前的医学治疗方法，只有移植骨髓才能治疗。其实这种疾病有很大一部分是患者生活习惯不良或幼年时感冒用药不当所致。因此，首先必须根据患者的情形进行判断，找出造成这种疾病的原因。

很显然，这种疾病的问题出在造血系统上，而且多半不是刚出生的婴儿才患有。因此，可以判断患者早期仍有造血的能力，并不是天生就有造血功能的缺陷。那么后来失去造血功能，并不是此功能损坏或消失了，而是提供身体造血的条件和环境缺失了而已。

本书介绍了让人体血气上升的方法，就是让人体加强造血功能。部分患有这种病的人，有可能是小时候风寒太重，以至于其胆的功能不能正常发挥，使人体不能吸收造血所需的营养；还有可能是有的人生活作息不正常，长期日夜颠倒，没有提供人体造血的环境。

针对这两种情形，有关睡眠的部分，患者自己稍作分析就能了解。胆的问题，只要找一个有经验的中医师就能给诊断出来。

原因找到了，治疗就不是难事。只要坚持敲胆经加上早睡，假以时日，这种疾病是有机会痊愈的。

实例一

第一个患者开始调养时，其血红蛋白 50 克/升（正常值 120 克/升以上），血小板不到 30×10^9/升（正常值 100×10^9/升以上），经医生诊断为再生障碍性贫血。据了解，患者睡眠没有问题，原来就有早睡早起的习惯。他主要是吸收能力发生问题，也就是胆功能的问题。从中医理论推断，患者可能是在幼年时受过严重风寒，当时的处理不当，导致寒气滞留于患者肺中，形成严重的肺虚状况，使得其人体的吸收能力大打折扣，人体的造血功能所需的材料不能顺利产生，久而久之就形成了这个病症。

我们所提供的保健方法，就是通过推拿来疏通患者的胆经，使患者的胆汁能正常分泌，从而改善吸收能力，产生更充分的造血所需的蛋白质。经过两个月的调养，患者病情有很大的改善，血红蛋白达到 100 克/升，血小板也达到 100×10^9/升。造血功能恢复正常，患者也就摆脱了这个疾病的困扰。

实例二

这是一个长年上小夜班的工作者，与前一个患者有相同的肺中寒气问题。他长期以来营养吸收不好，血气一直处在低水平的状态，并不断下降。

从学校毕业之后，他找了一份工作，每天晚上 10 点钟才下班，下班后必定玩到凌晨两三点钟甚至更晚才回家。这样不正常的生活方式使他过了半年就发病了，发病时的血红蛋白只有 35 克/升，血小板不到 30×10^9/升，经医院诊断为再生障碍性贫血。

我们给患者的保养建议，首先要求患者先输血，先后两次，共输血 1600 毫升。第一次输血后，他的血红蛋白立刻升到 50 克/升，第二次输血后再升到 60 克/升。通常这种患者输血后，其各种血液指标可以立即改善。但是时间久了，等外来的血细胞死亡之后，人体就不再产生新的血液，各种指标也就跟着下降了。

我们要求患者在输血后再进行胆经的推拿，以改善患者的营养吸收能力。同时，要求患者改变睡眠时间，严格执行早睡早起有规律的生活。还通过推拿手法，协助患者入睡，改善其睡眠状态。这是我们治疗过程中的主要工作。患者不容易入睡，必定是肺热造成的，只要泄除了肺热，患者就可以入睡；患者睡不沉，必定是肝热造成的，只要泄除了肝热，患者就能睡得沉。

患者在输血后，随着时间的推移，其各种指标不但没有像其他患者一样持续下降，反而不断上升。三个月后其血红蛋白就上升到了 100 克/升，血小板也上升到了 100×10^9/升，完全脱离了危险。也就是说，患者的睡眠改善了之后，其造血功能也恢复了。骨髓检查也正常了，医生正式宣告他的造血功能恢复正常了。

只要患者能睡得香甜，他睡醒的第二天，血气必定比前一天好。只要一天比一天好，就会一天一天地远离疾病和死亡的威胁，身体自

只要患者能睡得香甜，他睡醒的第二天，血气必定比前一天好。

然有痊愈的那一天。反之，如果患者一直都无法在正确的时间好好睡觉，则康复的机会就很渺茫了。

因为，只有睡得好，营养吸收得好，人体才能产生足够的能量来启动自我治疗的能力，而人体只有具备了自我治疗能力，才能够真正克服各种慢性病。外来的药物，最多只能控制疾病的症状，并不能真正根除某些疾病。只有协助患者启动人体与生俱来的自我治疗和再生能力，才是正确的医疗手段。如果是先天性的再生障碍性贫血，该患者在出生后很短时间就会发病，存活的概率必定不大。多数得了这种病的人，都是在长到一定年龄之后才患病。也就是说，他先天仍具备造血的能力，只是后天不良的生活习惯或其他疾病影响才会失去了造血的能力。

维持造血功能有两个重要的因素：一是具备造血材料，也就是胆功能必须正常；二是必须在上半夜人体造血功能运作期间有充足的睡眠，使身体能有充足的时间造血。因此，不幸患了这种病的人，应检讨自己在这两个因素上是不是有所缺失。这样才能找出疾病的原因，从而找到痊愈之道。

虽然这种养生法也能使其逐渐改善，但痊愈的概率很小。因为，这种患者需要长期输血以弥补血红素的不足，但输血由于血液品质无法掌握而具有无法控制的风险。如果一两次血液品质不良会导致患者身体状况立即恶化，那么这种养生法的功效就大打折扣。

哮喘及长期咳嗽

哮喘是一个困扰许多人的疾病，著名的台湾歌星邓丽君小姐就是死于这种疾病所造成的窒息。这种疾病之所以危险，就在于其发病时，会在很短的时间内造成人的死亡。实际上，得这种病的人其血气都不低，经常是前一个小时他还很健康，后一个小时就已天人永隔，给家人带来难以接受的打击。

在讨论这种疾病的病理之前，我先介绍这种疾病治标急救的方法。当患者发病时，应立即针灸或按摩患者的太冲穴（第 120 页图 19），并用手在其胸口由上往下进行顺气式的按摩。除了上述治标的方法，还可以按照养血气的方法，让患者进行长期养生保健工作。假以时日，患者是可以达到痊愈的理想目标的。

哮喘发病的症状，是人体呼吸通道的气管进口处被大量的痰覆盖，从而阻碍了空气的进入。轻者痰少，产生咳嗽的症状；重者痰多，产生哮喘的症状。这个症状的形成有两个必要条件：一是生痰的器官，二是使这些痰上升的肝气。

首先谈谈生痰的器官。一般人或多数的医生都认为哮喘时的痰来自肺部。但是根据《黄帝内经》的说法，人体的五脏六腑都会生痰，都会造成哮喘的症状。在这里，我们只讨论肺和肠胃造成的哮喘，其他脏器造成的哮喘由于原因非常复杂，在此暂时不做讨论。根据我们的经验，由肺和肠胃所造成的哮喘，占哮喘患者病因的绝大多数。

实际上大约有一半以上的哮喘患者，其气管里的痰不是来自肺部，而是来自胃或小肠，从患者痰的颜色可以分辨其来源。肺里出来的痰，由于含有空气中的灰尘，颜色为灰色，其间夹杂着灰尘的颗粒；胃和小肠里出来的痰，颜色则是黄色和白色，没有其他颗粒的掺杂。痰的产生多半是由于该器官有病，痰是人体的诊断维修系统进行修复工作后遗留下来的废物。

肺里的痰造成的哮喘，患者只要受寒气就会发病（冬天特别容易发病）。由肠胃原因造成的痰引发的哮喘，患者常常在暴饮暴食之后一两个小时或一两天内发病。在春天或夏天气候变暖时，患者也会由于肝火和心火的上升而发病。当然，一生气使肝火上逆，更是发病的主要原因之一。

无论肺、胃或小肠，这些器官的位置都比气管低，痰之所以能够流动到气管，主要是有一股上升的肝气逐渐将之推上去造成的。肝气的发生主要是因为肝有宿疾或情绪受到刺激。这种情况容易使患者发病，所以我们常常看到患者情绪激动时，人就喘。

根据这样的哮喘模型拟订的保健方法就很简单。治标的方法是先平复上升的肝气，尽快终止哮喘的症状，这样可以使患者的症状暂

日常保养的第一件事就是要求“不生气”。

时得到缓解。具体方法是针灸或按摩太冲穴，引导上升的肝气向下宣泄，这也是急救时的方法。患者由于疏泄了上升的肝气，哮喘暂时不会发作，但是仍然必须避免生气，因为严重的生气会随时使哮喘发作。

经常用热水泡脚也是一种疏泄肝气的方法。但这种方法是用来作为平时保养，急救时则缓不济急。

这样的保健方法，几乎可以立即缓解患者的症状，只要持续2～3周，病情就暂时不会发作。但是追求痊愈的保健，彻底祛除发病的根源，也就是治疗生痰器官的疾病，则需要更长的时间。

患者肝的问题，有些遗传自父母，有些是工作劳累、饮酒过量、发脾气或精神受到强烈刺激等造成的。

无论患者的问题是哪一种原因引起的，都能用这种方法将肝气疏泄。上升的肝气会造成哮喘，也会使人睡觉时容易惊醒、多梦，也就是让人睡得不沉，半夜醒来后不易再入睡。因此，按摩太冲穴是很重要的保健方法。平常只要摸摸头顶，如果其温度比身体其他部位高很多，那么说明肝气太盛了，应该按摩太冲穴或泡泡脚。

血气继续增长，身体经常处于血气充足的状态，就可以让哮喘痊愈。

即使知道生气会伤害身体，可是我们还是会生气的。生了气的补救方法是针灸或按摩太冲穴，使上升的肝气向下疏泄，把生气对身体的伤害降至最低。

治本的方法，则是通过中医的诊断，先确定生痰的器官，然后调整生活方式和饮食习惯。例如对“肠胃喘”的患者来说，应避免吃得太饱太油腻，完全忌吃生冷的动物性食物，同时避免饭后立即运动，减少哮喘发病的机会。对于“肺喘”的患者来说，应尽量避免受寒和生气，然后依照一式三招的保健方法，养足血气把寒气排出。

这样的保健方法能使患者在调养的过程中养成良好的生活习惯，同时也让患者明白不正常的生活习惯对健康所造成的危害，从而自觉地保持长期有规律的生活习惯。只要血气继续增长，身体经常处于血气充足的状态，就可以让哮喘痊愈。从此身体就算有了小毛病，人体诊断维修系统也会自动处理、治好哮喘，让你和所有可怕的慢性疾病绝缘，健健康康地享受高质量的人生。

坐骨神经痛

坐骨神经痛是指沿坐骨神经通路，即腰、臀部、大腿后、小腿后外侧发生的疼痛症状群。一般的疼痛，现代医学都将之诊断为神经痛。但是中医则会将之诊断为经络痛。大腿外侧只有胆经（第 77 页图 10）一条经络，这类疼痛多数是属于胆经部位的疼痛，用经络的观点来看，应是由于胆经不通造成的。

当身体出现不明原因的疼痛时，应仔细分辨疼痛的部位，再明确出现疼痛的所属经络，就能找到疼痛的原因。再依中医的病因、病机分析，就能够找到治疗疼痛的方法。常见的疼痛除了坐骨神经痛，还有背痛、肩痛、偏头痛等，都是一样的道理。

当胆经疼痛时，按摩肺经的尺泽穴，人会感觉非常痛。压住这个穴位停留一分钟，也不需要揉动，即可以将疼痛立即止住。经常按摩**尺泽穴**（第 42 页图 5），可以逐渐减少发病的概率。

肺排出寒气时，胆的功能会受阻，这种情形严重的话，就会造成胆经疼痛。由于疼痛是由肺热引起的，因此，按摩肺经可以疏解肺热，肺热消除了，胆经立即就不痛了。

如果疼痛发生于季节变化时，那么春季肝气的升发或夏季心火的旺盛都会出于脏腑平衡的原因，造成肺热的症状。因此，我们做保健时，在春天应清肝热，在夏天则先降心火再清肝热。如果这样做还不能祛除疼痛，可以再按摩肺经解除肺热。

百岁老人“三字经”：

敲胆经，

早睡觉，

压心包，

不生气，

肠干净。

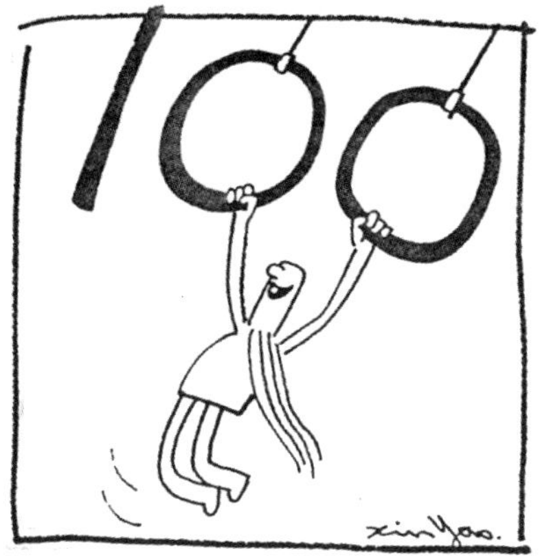

在秋天时则应直接按摩肺经，这样做多数都能缓解疼痛。在冬天，肝气会由于肾气下降而相对上升，因此，必须先按摩**肾经**（图 20），再按摩**肝经**（图 21）和**肺经**（第 75 页图 8）。

肺和胆的问题通常都不是短时间内形成的，特别是发生胆经疼痛症状后，其问题必定已经相当严重了。因此，我们不可能在短期内完全消除疾病，而要先培养血气，待血气能力达到相当充足的水平，人体才有能力逐渐祛除肺中的寒气。只有寒气祛除了，胆功能才会逐渐恢复。

明白了疾病产生的原因，一方面在心理上可以完全不用再担心疾病的后果，因为这种疼痛只会让人不舒服，但不会造成太大的危害；另一方面，可以利用治标和治本的方法，在病发时立即祛除疼痛的困扰，并使疼痛发作的概率减低到最低程度，再从根本上将身体的血气能量提升。只要正确地排出寒气，就能根除这个疾病。

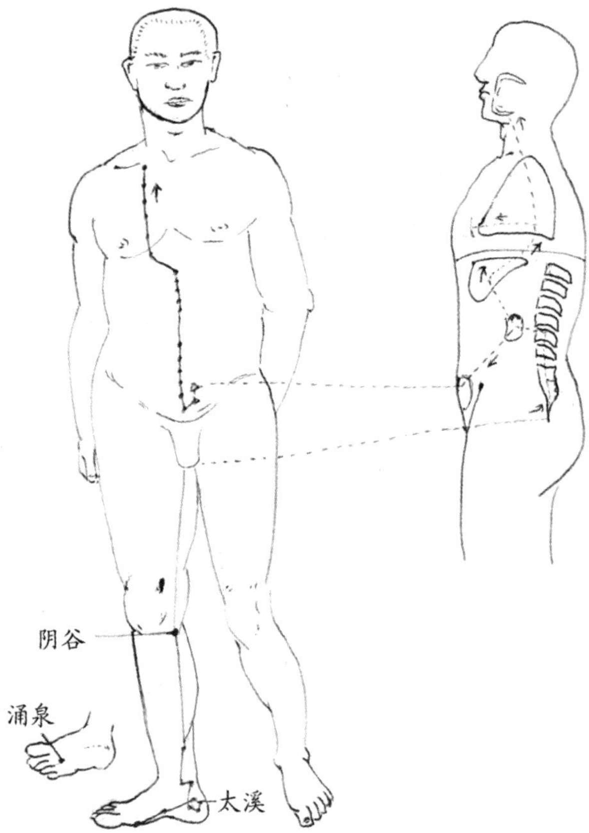

图 20　肾经

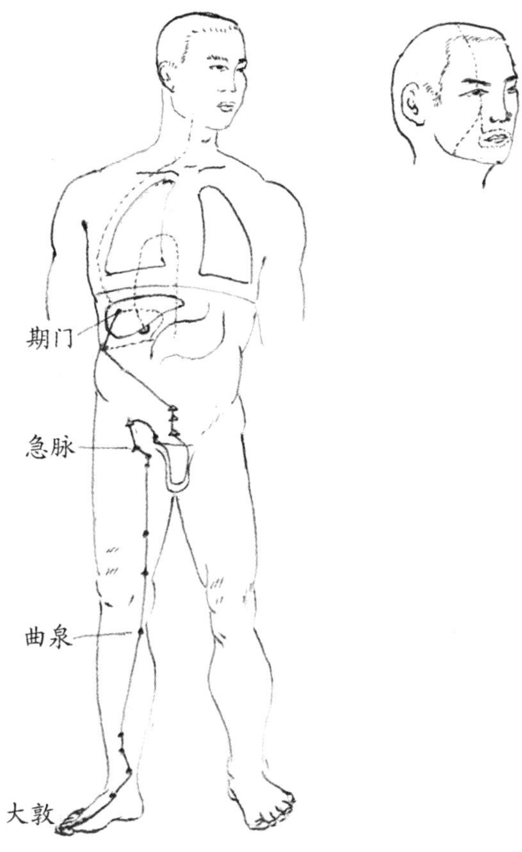

图 21　肝经

建立“生气是用别人的过错惩罚自己”的观念，尽量避免生气。

十二指肠溃疡、胃溃疡、胃出血

十二指肠溃疡、胃溃疡、胃出血等，这三种疾病虽然发病的部位和严重程度不一样，但是从发病和保健的角度来看，三者是同样的疾病。多数人都会认为这种疾病是肠胃的问题，但从中医的观点来看，其标在肠胃，其本在肝，多由平素易生闷气，肝气不舒，以致肝气横逆犯胃所致。

简易的保健方法是每周按摩肝经的太冲穴（第 120 页图 19）至少两次，每次 3 ～ 5 分钟。如果对经络及穴位有些了解，最好能沿着肝经按摩所有的穴位，每个穴位 1 ～ 2 分钟，同时也按摩肾经，提高肾的功能，滋水涵木，有助于肝气的平抑。在生气或感觉不舒服时，应立即加强按摩太冲穴。

生闷气后，肝气不得疏泄，横逆犯胃，胃失和降是这种疾病的主要成因，因此，我们必须调整身心或改变工作环境，并建立“生气是用别人的过错惩罚自己”的观念，尽量避免生气。避免生气并不是有气不发，而是将气疏泄。肝气得以疏泄条达，心胸也就开阔了，对于别人的过错就不会计较了，更不会放在心上念念不忘。

工作上的焦虑也会造成与生闷气相同的疾病，因此，也必须避免。如果无法避免，只有在工作和健康之间做一个抉择了。

和其他的慢性病根治一样，这一类疾病的根治，还是得从养血气的一式三招做起，使身体的血气能量逐渐增加。只有身体有了足够的血气，不再透支“火”，肝气得以疏泄，不再化而为火，胃失和降，肠胃的损伤才能得到修复。

有一次我在餐桌上认识了一位新朋友，看到他头发前方有点秃，显然是肝气上升得很厉害的症状，因此就尝试问他是不是脾气不好、做事急躁。他还没来得及答话，边上两个同事就迫不及待地说：“他脾气才好呢！”这种情形显现他必定有溃疡性的疾病。道理很简单，前面发秃，肝必定有问题，脾气一定不好。可是其他人都觉得他脾气好，显然他的修养很好，脾气发不出来，有气只往肚子里咽，自然就有胃的毛病了。

这类疾病的患者通常都像这个例子中的朋友，犯病的人外表看起来都很温和，但其内心很急躁。在家庭或工作的环境中，他没有发脾气的空间，用一句通俗的话讲，就是经常受窝囊气。例如，在家庭中处于弱势地位者或每天都必须和善面对客户的销售员等，都是他人的“出气筒”，这些有气没地方出的人，都是很容易得这个病的。

这个病发作时，很容易从脸上看出来，鼻翼属胃，所以鼻翼的两侧会出现发红的症状。如果红色程度愈来愈明显，就表示病情正在进展，很可能胃出血很快就会发作。

要使这个疾病不再发作，短期内只有设法消除由生气所造成的肝火；要想长期根除，就必须从提升血气做起，并修身养性，豁达心胸。必要时可以更换工作或改变住家环境，或寻找精神寄托，用更淡泊的心态看待俗世间的纷争，把祛除这个疾病作为人生修炼的目标。

当肝有问题时，人会容易生气。当然也可能是生气造成了肝的问题。更可怕的是，生气会使肝的问题恶化，肝的问题愈大，人就愈容易生气，从而形成恶性循环，使问题愈来愈严重。这种由情绪造成的疾病，药物或经络治疗只会起到不到一半的功效，最根本的方法还是要从情绪心性“修炼”做起。

骨质增生（骨刺）

骨质增生俗称骨刺，是目前无法得到根治的疾病之一，虽然不至于危害生命，但是患者必须长期忍受各种麻痛的感觉，这是令人非常痛苦的一种疾病。

疾病原因分析

从人体的结构来看，骨头是支撑人体的架子，脊椎骨只能承受垂直的力量，横向的支撑必须靠肌肉。这样搭配，人体才能发挥全面的功能。

灵丹妙药就在自己身体里，可人们却在外面不停地找。

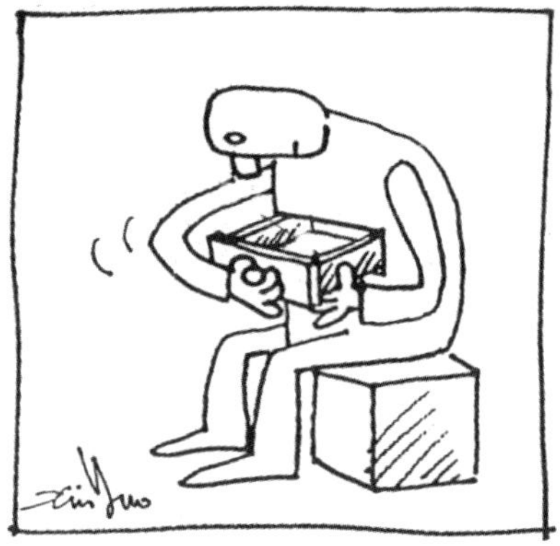

当人体的血气下降到一定的水平时，肌肉中的血液会供不应求，肌肉就会失去辅助骨头的拉力，从而部分骨头将有倾斜的问题。为了解决这个问题，人体的智能型自我适应系统在骨头相连的部位，有意地长出突出物，辅助骨头的支撑，以代替部分肌肉的功能。

另外，人体受到外伤也会造成骨质增生。这种情形主要是外伤在人体内残留压力，无法消除，这种情况就不能用本书的方法调养了，而必须寻找高明的整骨医师。消除残留的压力后，再用本书的方法调养才能痊愈。

根治骨质增生的方法

和其他慢性病相同，面对由血气不足造成的骨质增生，治疗的主要方法还是提升人体的血气，增加血液的总量，并提高心脏的能力。当人体的血气上升，又能输送足够的血液进入肌肉，恢复肌肉支撑的拉力时，人体的各系统将不再有增生，骨刺会被吸收。没有了骨刺，疾病就自然痊愈了。换句话说，骨刺并不是疾病，只不过是人体血气能量降低，人体应变措施的现象而已。

因此，治疗方法就非常简单，就是切实执行血气养生、敲敲胆经、好好睡觉的一式三招就行。身体有了足够的血气，就会使肌肉里充满血液，从而肌肉有足够的能力支撑整个骨架。这样，身体自然会把骨刺吸收或排出。

尿毒症

尿毒症是一个可怕的疾病，得了这种疾病的人，由于不能从正常的小便中排泄垃圾，需要依赖俗称的“洗肾”方法，将身体内原来需要从尿中滤出的废物利用血液透析设备排出体外。刚开始时，洗肾需要每周一次，过不了多久将升为每周两次，最终每周三次。然后，患者就需要等机会换肾，许多人因为等不到换肾的机会而失去了宝贵的生命。

肾脏具有过滤和免吸收作用，就像家里的净水器一样，只不过它所过滤的不是水而是血液。目前许多家庭都有各式各样的净水器，当家中的净水器流不出水时，多数人的第一个反应是停水了，通常都会再开别的水龙头以确认是不是真正停水了，很少人会立即认为是净水器坏了。这主要是因为大家都知道，净水器是让水通过一些过滤材料，从而将脏东西滤除，其零件不容易损坏，是一个很不容易出故障的设备。但是同样的情形发生在人体时，医生的反应就完全不同了。

当其他疾病患者在接受我们为其进行的推拿治疗时，通常其发生病变的脏器的相应经络会特别痛。但是我们在为一些尿毒症患者进行

肾脏是一个过滤器，就像家里的净水器一样，只不过它所过滤的不是水而是血液。

相同的推拿时，发现多数患者在肾经的部位并没有特别痛的感觉。用中医的其他诊断方法对其进行诊断，也看不出患者有肾脏疾病的迹象，反而发现其肺脏疾病的症状更明显些。经过一段时间的经验累积以及病因和病机分析，我们才发现，原来尿毒症患者的病因根本不在肾脏，而在于血液总量的不足。西医所说的肾衰竭，实际上是一种结果，而不是原因，是指肾脏失去了功能。肾脏失去功能至少有两种可能：一是没有足够的血液进入肾脏进行过滤，二是肾脏发生病变。

虽然肾脏和净水器一样，是不容易坏的过滤器官，但是当人体尿液颜色变淡、尿量减少或肾脏的检查出现异常时，医生却认定是肾脏出了问题。没有医生认为这是由于进入肾脏进行过滤的血液不足而造成的。这是因为现有贫血的检验只用血液的浓度来代表血液总量的多少，这种方法并不能反映真正的事实，从而使医生的判断发生误差，使医生总认为血液总量是正常的，不会有“没有足够的血液进入肾脏进行过滤”的可能性。

这样的逻辑使得现在的医生治疗的目标并不着重于解决血液总量的问题，只要患者各种检验指标正常，医生就认为问题的原因不明。

因此，他只能从解决结果下手，把治疗的重点放在控制这个疾病恶化的速度上，而不去追求根除疾病使患者回到正常的状态。

尿毒症患者最主要的症状是尿液清淡或稀少，或者完全没有，从而使尿中毒素无法随尿液排出体外。目前医生对这个疾病的认定，都认为是由肾脏的病变或者肾脏萎缩引起的。

从中医理论来看，尿液清淡或稀少，应该从人体的水系统进行分析。在中医理论中，肺主通调水道，是人体内的水源系统，也就是说，是由肺通过肺气的宣发与肃降功能而主行水，将水液布散全身。这就像我们生活中的自来水厂，为整个社会提供清洁的水。在中医理论中，脾主运化水液，脾脏将人体代谢后多余的水液，部分运到肾脏（这就像我们生活中的污水排送系统将所有污水送到城市的污水处理中心），再由肾脏通过肾的蒸腾气化作用形成体液，排出体外。肾脏是一个过滤器，对各个脏器送来的含有污水的血液进行过滤，把脏水滤出来送到膀胱，再由膀胱排出体外。

在整个循环过程中，血液扮演载体的角色，不管是干净的水还是用过的水，均由血液将这些水送到应该到达的地方。在这样的整个系统中，如果肾脏最终没有将尿液排出，那么实际上有四种可能性。

第一种情形是人体整体的血量不够。由于肺脏行水、脾脏运水、肾脏排水这个系统中水的载体都是血液，因此，当血量不够时，首先必须维持血管中的血液供应，以维持生命的正常运行。这时，血液进入各个脏器的量都会减少，这就会使三个脏器的功能都大为衰减，整个人体处理水的能力当然也就大为降低，各个部位血液流量自然也就减少了，尿液当然也会减少了。因此，人体总血量不足，是绝大多数患者的共同问题。

另外三种情形则是，前述和水处理有关的三个脏器（肺、脾、肾）的功能分别出问题，也会使尿液减少。

一个可能是，肺脏出了问题，没有将新鲜干净的水分布到各个器官。也就是说，这时候整个人体的供水减少了，有这种情况的人一喝水就有小便，并且小便都是无色无味的。也就是说，这些水根本没有进入脏器就被直接排出体外了。时间长了，人体就会减少喝水的量，尿液也就跟着减少了。

另一种可能是，脾脏没有将废水运到肾脏。有这种情况的人全身各个部位都有点水肿的现象，也就是废水堆积在全身各个部位，脾脏没有能力将废水运出去。

最后一个可能才是肾脏的问题：肾脏排不出水。有这种情况的人，他的身体中段特别胖。也就是说水都运到了身体的中段，但是排不出去。

无论上述四种情形的哪一种，都可能造成尿排不出去的情况。但血气不够，也就是人体的总血量不够，是最基本的原因。因此，正确的保健方法，是设法增加患者的血气能量，也就是增加血液总量。

目前多数的治疗方法是以血液透析的方式，将血液中的水分抽出，以人工方法代替肾脏排水。其实这并不是治疗，只是认定了肾脏坏了，修不好干脆完全放弃，用血液透析设备来代替。而血液透析设备实际上只具备人体肾脏的一小部分功能，并不能真正代替肾脏，因此患者才会愈洗愈衰弱。

这种透析方法，使得患者血液中的水分大量流失，人体不得不自动调整肺脏的供水能量，加大肺脏的负荷。这会造成患者在洗完肾的当天有肺热的现象，使患者不容易入睡。久而久之，肺脏由于过于疲累，会受到很大的损伤甚至崩溃。这就是为什么洗肾的患者，长期下来皮肤会愈来愈黑且干的原因。从中医的观点来看，肺主皮肤，皮肤干、黑、粗，并且没有光泽，是肺受到很大伤害的主要症状。

目前，在本书的方法下获得明显改善的患者，以医生刚确诊患了尿毒症，但是还没有开始进行血液透析的患者为主。几乎大多数的患者经过调理和保健之后，都有很明显的改善。

尿毒症的患者，由于各个脏器失去平衡，营养不易吸收，不容易入睡。并且，患者的各个脏器的功能都很差，服用药物或多或少地都会增加各个脏器的负担。因此，保健的方法主要是先指导患者恢复正常且规律的生活，再通过推拿各个经络，使各个脏器恢复平衡，以让患者更容易入睡，增加营养的吸收。

在患者身体改善的过程中，目前检验尿毒症的“肌酐指数”并不能完全显示病情的变化。这个指数在患者调养过程中会不断地上下波动。例如，有一个患者开始时全身很难活动，肌酐指数高达565单位，经两周调理之后，就能下床行走了。患者的外表和体力状况明显改善，但是肌酐指数时好时坏，并没有明显的改善。只有时间长了以后，肌酐指数才慢慢地显示出下降的趋势。

经过分析，这个肌酐指数之所以会上下波动，有多种原因。其中一部分原因是，人体的排尿能力不佳，导致尿毒素留下来。另外一部分是，人体血气提升之后，从身体各个部位排泄废物的能力也随之提升，这些废物必须先进入血液中，这样又使得肌酐指数升高了。刚开始的高指数和调养后的高指数虽然数值相同，但是内涵并不一样。

在整个保健过程中，我们可以完全不增加任何药物。利用中医养生的方法，在不增加身体负荷的前提下，我们可以调整人体的血气能量，使人体的血气能量恢复到可以启动先天自我治疗能力的水准，再利用人体的自我治疗及修复能力逐步改善身体的状况。

至于患者服用的其他药物，只要这些药物不会使患者于夜间过于亢奋而无法入睡及确定不会使患者服用后产生危险、不会有很大的副作用，都可以继续服用。以让患者更安全，也更安心。

尿毒症患者的养生保健方法

由于尿毒症这个疾病比较严重，而且在保健过程中，透析手段必须相应调整，因此并不建议患者自己单独做，必须有主治医生的支持才能进行。保健方法需要分段进行。第一阶段以养血气为主，也就是敲胆经和早睡早起。

但是，尿毒症患者最难做到的就是早睡，特别是透析的当天，如果排水量较多，身体很容易形成肺热的现象。因此，应和医生协调适当地减少排水量。透析患者多数皮肤干黑，这是由于透析时抽了过量的水，肺的负荷加重，长期处于肺热的状况，久而久之人的皮肤就黑而干了。

为了使患者能够早点睡，应该尽量避免在夜间进行透析，最好安排在上午进行。如果在安排上有困难，则必须在不透析的日子尽量让患者早睡，若可能的话，让患者晚上七八点钟就睡，以弥补透析时损失的睡眠。

这个保健方法和尿毒症患者的透析治疗既不冲突，也不需要让患者停掉医生所开的药物。唯一要注意的是，这些治疗方法如果使患者不容易入睡，则必须和医生商量进行适当调整。上半夜的睡眠是患者最重要的养生功课，也是日后恢复的关键。因此，任何使患者不能入睡的治疗方法都必须适当调整，这几乎是治疗所有慢性疾病和严重疾病的共同原则。

患者在经过一段时间的调养之后，其身体的血气能量会迅速上升，接着身体会开始清理过去无力处理的宿疾，也就是生病的症状会开始出现。每个人的体质不同，曾经留下的宿疾也不相同，因此，出现的症状也会完全不同。

最常见的症状是不明原因的高热。其实多数患者已经有很多年都没有出现发热的现象了，这并不代表患者是健康的，而是因为患者完全没有能力对抗疾病，自然也就没有能力发热。这时的发热，应代表患者血气能量已经上升到不错的水平，只有这样，才有能力对抗疾病。对患者而言，发热是一个好现象。

如果人体长期处于血气下降的趋势，下降到人体对脏器完全失控，这时人也会出现发热的症状，这就不是好事了。因此，上文所说的“发热是一个好现象”，仅限于经过调养，血气能量处于上升趋势

任何使患者不能入睡的治疗方法都必须适当调整，这几乎是治疗所有慢性疾病和严重疾病的共同原则。

的患者。这就是疾病诊断时最关键的因素：先了解患者是处于上升还是下降的血气能量趋势中。在两种不同的血气能量趋势中，出现的症状相同，代表的意义却完全相反。

尿毒症患者调养一段时间后，会出现较复杂的症状，在这里就不详细说明了。这时建议患者应与合适的中医师联络，由有经验的中医师协助进行适当的治疗。

在出现任何疾病的症状又没有找到合适的医生之前，最好按照本书所建议的养血气方法，按摩心包经或者依照寒气的保健方法中所述，在不同季节进行不同经络的保健，即春天加强肝经保健，夏天加强心经保健，秋天加强肺经保健，冬天加强肾经保健。

在保健过程中，患者可以从身体的体力改善、体重增加（血液总量增加的结果）和肤色变化等现象，体会身体正在逐渐改善的过程。对于尿毒症患者最重要的肌酐指数，它在短期内会出现时高时低的不稳定波动状态，但以月为期进行观察，它则会出现明显的下降趋势。

在过去的几年中，我们曾经协助几个尿毒症透析患者进行调养，他们多数都有良好的效果。由于外在条件的限制，虽然还没有完全痊愈的病例，但是几年下来，患者的病情都没有恶化，并且有逐渐好转的迹象。

糖尿病

和尿毒症一样，糖尿病的保健养生必须从分析糖尿病成因着手，只有找到疾病的真正原因，才有机会推断出祛除疾病的正确有效的方法。

糖尿病一直是一种很难治愈的疾病。目前医学界认为血糖失控是胰脏出问题而引起的，得了这个病的患者只能利用药物或注射胰岛素来控制血糖。和对尿毒症患者进行血液透析的治疗方法类似，这个方法认为，人体控制胰岛素的功能已经丧失，而且不能恢复，因而不得不放弃治疗而采用人工干预的替代方案。因此，糖尿病不能治愈是必然的结果。

如果我们从中医的血气理论来分析糖尿病的成因就会知道，当人体的血气长期处于消耗大于生产的下降趋势，也就是长期的血气透支状态时，人体就必须抽取身体储存的养分来使用。这就是中医常说的“阴虚”体质，这时使用储存能量的透支情形，就称之为“火”。所以中医说到“阴虚”时，都会加上“火重”或“火旺”两个字，就是这个道理。此时人体脏器内的血液会逐渐减少，骨头中的骨髓也会日渐衰减。由于储存的能量必定有用尽的时候，到了中医所说的“阴阳两虚”的状态时，“火”也就用尽了。

人体到了“阴阳两虚”的状态时，可以透支的能量均已用尽，只好开始抽取人体组织里的其他能量，肌肉是其中的一个选择。这时人体会分泌一种物质来分解肌肉以产生糖分，以作为代用能源。由于分泌出来的糖会被立即用掉，因此，在静脉中的血液里并不会有剩余的糖，也没有多余的糖从尿中排出，血糖不会有异常。在这个阶段，如果进行血糖的检查，并不会显现糖尿病的症状。主要的症状是肌肉逐渐减少，原来应该有肌肉的部位逐渐变得松垮。这种现象患者如果不注意并不会发现，只是感到愈来愈没有力气，通常都会将之归咎于老化等自然原因。

这时，由于原来血气透支来源的“火”已经用尽，亢奋的精神状态也会消失，体力会大不如前。原来难以入眠的情形会得到改善，身体会变得很容易疲倦，睡眠会逐渐增加，但患者还是很自然地将之归咎于“老化”，而没有任何疾病来临的警觉。

睡眠增加之后，血气会自然提升，造血量也会跟着增加。人体从原来透支体力的状态中分解肌肉所产生的代用糖分，其中就有一部分形成了多余的状态，如果这个时候做血液检查，人就会发生血糖升高的症状，人体会自动将这些多余的糖分排出体外，从而尿中也会有糖。这就成了糖尿病。

我们用一些假设性的数字来做分析，可以更清楚地说明这个问题。假设人体每天所要消耗的蛋白质（人体的正常能量假设为蛋白质）为 100 个单位，由于人体的吸收及睡眠问题，只能生产 50 个单

睡眠增加之后，血气就会自然提升，
造血量也跟着增加。

位的蛋白质。人体为了维持正常的功能运行，会生产一种物质来分解肌肉，产生 50 个单位的糖，用以代替不足的蛋白质。由于所有的糖生产出来后被随即用掉，没有多余的糖会从静脉中排出去，因此，检查时不会出现血糖太高的现象。

当人体下指令生产代用的糖分时，机体会自动调整各种内分泌物质，从而使人体较容易产生疲倦感，增加在造血时段的睡眠时间，这是人体的自我保护措施。睡眠增加了，蛋白质的生产能力自然也就提高了。假设这时生产的蛋白质总数达到 80 个单位，只需要再补充 20 个单位的糖就够了。但是人体的回馈系统不会因为短期的数值就马上进行调整，而是观察一段时期，以确定这种蛋白质的生产总量是一种常态现象，才会修正原来生产糖分的指令。因此，在这段观察期，人体仍然会生产出 50 个单位的糖，这其中的 30 个单位的糖就多了出来，人体只好通过尿液将其排出体外。

这时如果到医院检查，就会查出血糖太高的现象。依照目前医学界的标准，医生很自然地判断患者得了糖尿病，要求其立即改变饮食习惯，限制食物摄取量。这时原来已经提高到 80 单位的蛋白质生产，由于缺乏营养又开始下降了，一直下降到50单位的产量。这时人体的血糖又恢复正常了，医生于是认为患者恢复到健康状态。其实这时患者又从上升的血气趋势回到了下降的血气状态，医生的治疗手段实际上是中断了人体的应变措施而不自知。

其实，此时的身体状况已经过了最不好的时期，血气正在渐渐增加，健康正在改善。就算不使用任何药物，只要继续保持良好的睡眠习惯并改善人体营养吸收的能力，经过一段时间，人体的血液总量就会增加，血气也会从下降趋势转变为上升趋势。不再有血气透支的情况，人体也就不再需要分解肌肉来充当能量，血糖自然就会逐渐降低，最终恢复到正常状态。

有的医生认为糖尿病是患者饮食不当引起的，主观地认定糖尿病就是患者喜欢吃糖或长期饮食过量所引起的。因此，一旦诊断出了糖尿病，就开始限制患者的饮食。患者原来的吸收问题没有解决，饮食又被限制，营养不足的问题自然更加严重。

其实此糖非彼糖，血液中的糖分并不完全是吃进去的。这个观点低估了人体的智慧，把人体想象成一根肠子通到底，认为人吃多了糖，就会排出糖，忽略了人体是一个复杂的“化学工厂”。

当人体缺少某种营养时，人的口味会自动改变。喜欢吃糖的人很可能是其身体的能量严重不足，糖是最容易在人体内转化成能量的食物，因此人就会转变口味，变得喜欢吃糖。就算糖吃得再多，人体也会自动将其排出体外。

通常，人们通过控制饮食来降低能量的摄取，从而来维持表面上

当人体缺少某种营养时，人的
口味会自动改变。

血糖的稳定。实际上，人体由于能量不足，仍在继续分解肌肉，这样的话血气能量会持续下降，健康状况也会继续恶化。患者虽然依照医生的指示严格控制饮食，以维持稳定正常的血糖指数，但是其血气能量仍然会不断地下降，各种后续的症状亦会陆续发生。当血液不足以供给腿部时，就会出现腿部坏疽，严重者甚至截肢；当血液不足以供给眼部时，严重者会出现失明的症状。

现在医学界有许多医学专家已经投入到糖尿病治疗的研究工作中来，但是几乎所有的研究都集中在研制控制血糖的药方面。如果能结合中医的概念进行血糖升高的整体医理研究，我想效果会好得多。

糖尿病患者的养生保健方法

从前面陈述的病因分析来看，糖尿病患者血气极度低落，因此，该病保健的方法和多数疾病一样，刚开始仍是血气养生法，即敲胆经和早睡早起，使血气快速上升。

在血气上升的过程中，随着人体生产能量的增加，血糖会不断上升，到了一定程度之后才会逐渐下降，直到恢复正常。在了解这个过程之后，对于上升的血糖不必太在意。只要感觉体力不断提升，身体的不正常症状逐渐好转，就表示疾病正在逐渐远离，身体也在逐渐康复之中。

和尿毒症的保健一样，在血气上升到一定程度之后，身体会开始处理早期积累下来的疾病。这时，可能出现的症状非常复杂，必须找合适的中医师来协助处理。

如果出现疾病的症状又没有找到合适的医生，最适合的自我保健方法则是进行血气养生法，按摩心包经。或者依照本篇第二章感冒部分所述，按不同季节进行不同经络的保健，即春天加强肝经保健，夏天加强心经保健，秋天加强肺经保健，冬天加强肾经保健。

我们从临床经验中发现，糖尿病患者的肌肉较一般人更少。同时，在养了一段时间血气之后，其血糖会出现升高的症状，再经过一段时间才会逐渐下降。

我们在平常握手时，很容易根据一些柔弱的手掌分辨出糖尿病患者，因为这些人的手掌肌肉已经消耗掉了。通常这些人在体检时仍查不出糖尿病的症状，在经过两三个月的调养后，才会出现高血糖的糖尿病症状。

从这些经验归纳出的糖尿病的发生逻辑，和传统的对糖尿病的认知完全不同，可以说是一种另类思考。依据这个逻辑，不但能够准确预测糖尿病的发生，并且更能够借以拟订正确的保健方法，从而克服糖尿病。

肿瘤

癌症是现代人最害怕的疾病，一直是人类十大死亡原因之首。据统计，台湾地区死亡的人中约有 1/4 的人是死于癌症的。

癌症的成因极为复杂，年轻的癌症患者和年老的患者不同，不同的癌症成因也不相同。血气低落是所有患者共同的原因，除此之外，还涉及许多心灵方面的问题，单纯的血气养生法不足以克服癌症。

通常癌症的病因多数在生活习惯或情绪上，因此面对疾病，最好能彻底改变生活习惯，放松情绪，或许还有康复的机会。有些人在将肿瘤切除之后就认定已经康复了，于是回到原来的工作岗位，继续保持原来的生活习惯，承受着相同的压力。这种情形过不了多久，癌症必定会复发。

有些人则完全相反，得了病之后万念俱灰，觉得原来的生活毫无意义，于是放下了所有的工作，也放弃了治疗，远离城市，到乡村中度过余生。许多癌症康复的病例很可能都是这种情形。

诺贝尔文学奖得主高行健先生曾经被诊断为肺癌，在万念俱灰下他辞去了工作，远离城市到中国的大西北，在完全放松的情况下过了一段写作的日子。等他再回医院诊断时，医生发现他没有任何癌症的迹象了，于是做出之前的诊断是误诊的结论。其实很可能原来的诊断是正确的，只是他面对疾病彻底改变了生活习惯，从而导致血气上升让身体自愈了。可是医生认为癌症不可能会自己好，只能做出以前是误诊的结论。当然这只是一个特殊案例。

美国有些癌症患者在确诊之后，到一些另类疗法的调养中心治疗，他们采用的是有机饮食的方法，所有的食物都由自己动手栽种。患者都住到乡下，过着日出而作、日落而息的原始生活。他们也配合一些草药的治疗，据说这种疗法的痊愈率很高。其实在这些成功的病例中，很难分辨出哪一些是归于草药的功效，哪一些又是归于生活习惯改变所带来的影响。

从人体能量的这个角度来看癌症，我常常把癌症分为肿瘤和癌细胞两种。肿瘤是身体由于能量不足无法把垃圾排出体外，暂时将之集中在垃圾流通的通道上而形成的。癌细胞既然称之为细胞，则是人体组织的一部分。细胞经常会死亡和再生，当人体的血气能量过于低下时，再生细胞没有足够的能量，很可能制造出具有瑕疵的细胞，也就是癌细胞。

按照中医的理论，人体的五脏六腑是经常处于平衡状态的。因此，当一个人的血气能量不足，使得脏器出现癌细胞或身体某处堆积垃圾形成肿瘤时，身体其他的脏器必定也存在着癌细胞，其他部位也可能存在着肿瘤。这些众多的癌细胞或肿瘤，最初很可能只被发现一两个部位的病变，等身体血气更低时，各个部位的病变更加恶化，终于被陆续发现。于是就成了现代医学所称的“转移”。

在现有医疗水平下，治疗癌症的风险很高，主要是医学检验的方法有时候对疾病的恶化和好转经常会做出和实际情形相反的判断。

例如，从肿瘤是人体的垃圾观点所发展出来的治疗方法，必定是调养身体的血气，使身体有能力排出肿瘤。这些肿瘤都是固体形态的垃圾，而且多半处于人体的经络上。人体只有从大便中才有排泄固体垃圾的能力，而大便排泄的固体垃圾只有食物的残渣，不会有身体组织间的垃圾。身体组织间的固体垃圾必须被稀释成液体，才有机会从汗液或小便中排出体外。

也就是说，当身体有能力排泄肿瘤时，必定需要先将这些垃圾充水溶化成液态。肿瘤一充水，必定使体积大幅增加，这时就会被医生判定为恶化。医院只有在第一次的诊断时才会做组织切片检查，以了解肿瘤的成分。确认肿瘤的性质之后，医生就以肿瘤的大小来判断疾病的恶化程度，肿瘤变大了就被认定是恶化的证据。因此，当身体有能量清理肿瘤时，医生则很容易被判定为疾病恶化。

目前几种肿瘤的常规治疗方法，是利用化学或放射线照射的手段使肿瘤变小。这些方法之所以被接受，主要是根据“肿瘤大小和疾病的程度成正比”的概念所发展出来的。实际上这些方法很可能只是把身体好不容易集中起来的垃圾，再打散均匀地分布到组织里去而已。把垃圾集中成肿瘤很可能是身体在能量不足时清理垃圾的一个途径，即便是把垃圾集中起来，也必定耗费了人体不少的能量。就像我们打扫庭院时，光是把垃圾集中起来就要耗费不少工夫。

实际上这种打散肿瘤的治疗方法，很可能只是徒然地伤害了身体。就像把集中成堆的垃圾打散并分布到院子各个角落里，我们看不到垃圾堆，但是垃圾总量并没有减少。

长期保持血气的充盈是避免患癌症最好的方法。

在医学系统没有发展出最佳的检验方法之前，对癌症治疗的各种尝试都是非常危险的。正确的治疗方法，很可能被判断成使身体恶化的结果；而错误的方法却具备使身体改善的假象。在这样的环境之下，防止癌症发生是最好的策略。由于血气低落是癌症患者共同的原因，因此利用本书的养生法，长期保持血气的充盈是避免患癌症最好的方法。

第九章　总　结

现代医学还有许多需要攻克的难题

18 世纪，西方发现了细菌，随后发明了抗生素，一举控制了瘟疫。西医从此奠定了医学上的权威地位，同时西医的发展也走向以微观证据为主的方向，所有医学的技术都朝向微小世界去寻找答案。因此，人们发展出诸多精细的医学检查和精密的治疗设备。

经过近两百年的发展，到了 20 世纪末，通过解剖学，人体的结构已比较明确。可是，许多疾病的原因仍然是个谜。也有许多疾病虽然被推断出了病因，可是依据这些病因所发展出来的医疗方法并不能真正把疾病祛除。多数慢性病只能用药物控制，患者必须终身服药，而医生也很明确地告诉患者，这些药只能减缓疾病的进展，并不能真正断除疾病的根。多数严重的疾病只能控制而不能治愈。

由于整个西医理论建立在解剖学的基础上，因此，西医至今只有针对具体器官结构的学说，没有整个人体功能运行的完整理论模型。例如，高血压被认为问题出在心血管，治疗完全着重在如何降压上。糖尿病被认为问题出在分泌胰岛素的胰脏上，治疗方法就是利用药物来平衡胰岛素的分泌。这些方法都建立在“人体会形成这些症状，是一种控制上的失误”的假设上。这是一种忽视人体系统智慧的观点。

人体自身具有一个智能型的自动控制系统，这个系统很可能会在人体出现问题时自动调整各种系统参数，克服这些问题所造成的影响。例如，在人体血液浓度改变、血管硬化而使人体以原有的血压无法将血液送到必须送到的地方时，人体会主动调高血压来达到目的。也就是说，高血压现象有可能只是人体应变措施造成的结果，它本身并不是一种疾病。而目前的治疗方法主要着重于调整血压，这只能防止血管因压力太大而破裂，并不能消除造成血压上升的真正原因。因此，这种方法当然不能将高血压治好。找出人体采取应变措施的原因，并消除这些原因，才是治病的根本之道。

每一个人环顾自己周围的亲人，总会发现在有限的亲友中，就有许多现代医学无法治愈的慢性病，例如失眠、痛风、坐骨神经痛、肌无力、关节炎、过敏性疾病、心脏病、高血压、骨刺（骨质增生）、肝炎、哮喘、硬皮症、尿毒症、糖尿病、各种癌症等。这些都是非常普遍的现代疾病。再从另外的角度来看，几乎人体从头到脚每一个器官都有现代医学束手无策的疾病。这两点使我对现代医学的很多观点

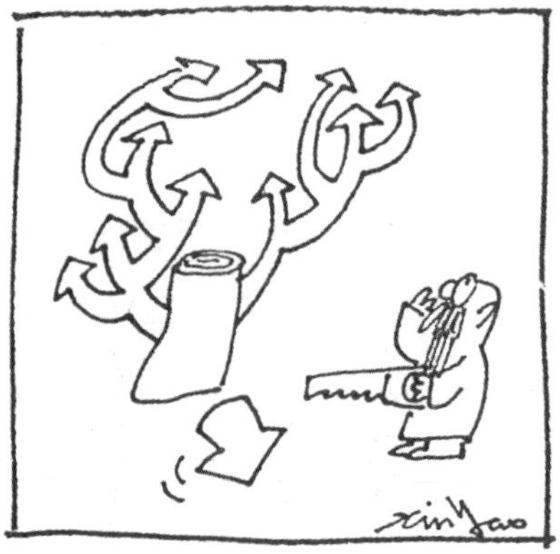

在一知半解的身体上切切割割，
必定带来更多的问题。

持怀疑态度。当然也让我对西医治疗只着重于控制，而没有能力治愈疾病的本质有更深切的体会。

“中医现代化”不是“中医西医化”

中医和西医不同，中医用宏观的整体观念和辨证论治的思想探讨人体的系统模型，从而发展出整体化的中医诊断与治疗方法。但是其理论系统过于庞大，若用西医微观的直接的观点论证，很难立即提供直观的证据，因此，中医一直被认为是不科学的。

近百年来，中国不断地在各个方面进行现代化，中医也不例外。与其说是“中医现代化”，不如称之为“中医西医化”更为贴切。

真正的中医面对疾病的态度和西医完全不同。首先必须很清楚地了解敌人是疾病，而“作战指挥部”是人体内的自我治疗系统。医生的任务，首先是了解敌情和战况、人体自我治疗系统的工作方向及作战时可能出现的外在反应。其次是了解人体自我治疗系统中能力薄弱

分了科的中医就再也看不到完整的系统了。

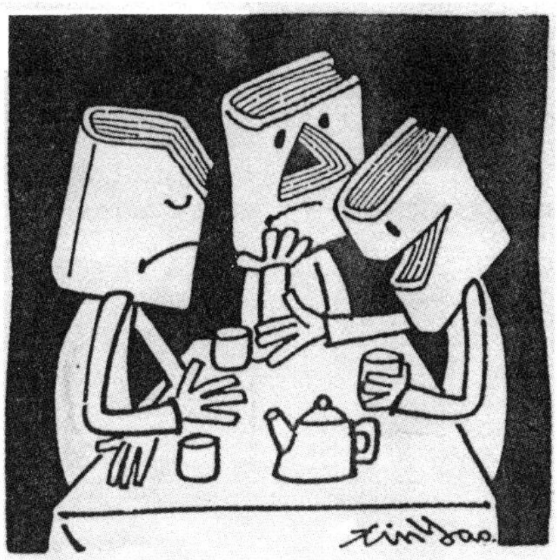

的环节，在适当的时候给予必要支持，扮演好后勤补给的角色。

同时适时地给予患者对病情的解释，做好安抚患者情绪的工作，使患者了解自己的身体状况，配合人体自我治疗系统工作的需要，从而调整心理状况和生活作息，提供自我治疗系统最大的能量补给。也就是说，外在的医生，实际上是人体内部“医生”的助手。

我接触过一些中西医结合的医生，他们常见的做法是“西医的诊断，中医的处方”，这是不恰当的。首先，对于脏器的定义，中医、西医就有很大的不同。其次，中医诊断还必须经过各种逻辑的推演，如“四诊八纲”的辨证，才能找出病因及其所在脏器。

用西医“头痛医头”的逻辑诊断，开中医的药，这是行不通的。例如，胃溃疡和十二指肠溃疡，被西医认定为胃或十二指肠的疾病，但是中医认为是肝和情绪的疾病。如果依照西医的诊断，医生开出治疗胃或十二指肠的中药，其结果当然就不会理想了。

其实中医最重要的应该是诊断。中医可以通过望、闻、问、切的手段，对患者整个身体和从幼年到成年的生活习惯、心理状况以及近期的特殊事件等做全面了解，我们可以再依医生的经验进行整体判

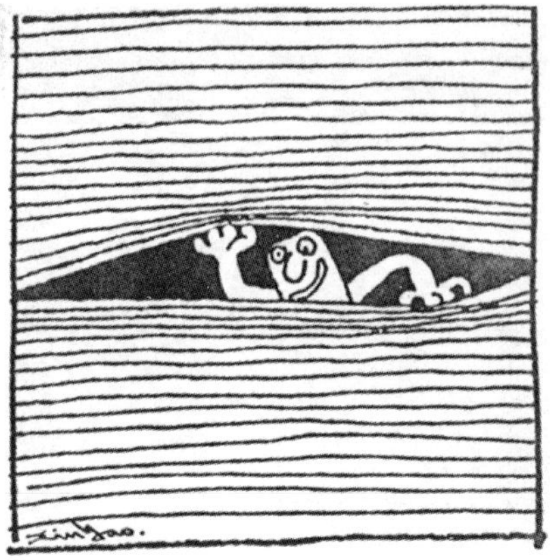

将简单的事情考虑得很复杂，可发现新的领域；将复杂的现象看得很简单，可发现新的定律。

断，从而找出真正的病因。只要诊断的方向正确，治疗就变成很简单的事了。许多不同的治疗手段，都能产生改善状况甚至痊愈的效果。

严格说来，中医现代化并没有真正开始。例如，中医最讲究血气，可是至今没有任何仪器可以度量血气的多寡。其他虚证、实证则更不用说了。

中医、西医结合的方式，应该撷取中医在诊断上优异的分析逻辑，以及西医在仪器应用和数据化上的优势，使中医的各种诊断仪器化和数据化，从而逐步验证中医的各种理论。

后记
愿天下人都能拥有健康的自信

怀着谨慎、恐惧的心情，花了许多年时间，不知改了多少个版本，总算完成了这本书。这本书原本的用意是免费提供给有需要的朋友，并且同意他们送给有需要的人，因此，在网络上流传三年，没想到居然受到许多网友的青睐，其中很多人建议我出版纸质书，并且也有出版社感兴趣。由于三年来我自己又有许多新的体会和想法，因此又花了几个月时间重新整理，增删了许多章节，并且加上必要的图片，终于完成了这本书的修改工作。

现代医学对很多慢性病束手无策，这令很多医生和患者都非常头疼。医学是一门会影响一个人生和死的学问，有时候小小的一个错误都会让某些人失去生命，没有机会补救。因此，医生这个行业有很严格的法律限制。这些法律既保护病患的权益，也保护医生的权益。法律规定，只要医生用被认可的医疗方法为患者治病，即使因此导致患者发生生命上的损失，他们也没有责任。由于事关人命，任何这方面的法律责任都是非常重大的。

这样的法律也严格限制了医生思考的动力，只有在教学医院工作的医生才有资格研究并推出新的治疗方法。即便是这些教学医院的医生，也必须冒着很大的风险，经过很长时间的动物实验，才能将新的疗法在患者身上施行。多数医生都只能用学校所学或医学界公认的方法来治病。虽然全世界有这么多的医生，但是只有极少数的医生有条件研创新的医疗方法。在这样的环境里，就算华佗再世也很难再成为一个神医。

虽然这本书对整个现代医学有很直接的批评，但是我们在重症加强护理病房中陪同患者和死神搏斗，体会了那种惊心动魄的经历之后，会对许多献身医疗事业，每天必须面对这么恶劣环境的医护人员有无限的敬意。

我们所有的科学家伙伴都没有医生资格，但是每一个人都花费很长的时间研读众多的中医古籍。我们不能开业行医，只能建议一些具有医师资格的朋友参考我们的方法，或者给朋友提供观念上的指导。

多数时候，我们是在自己的身上进行各种实验，每个人都很“珍惜”每一次生病的机会，因为这是最好的实验机会。所幸我们的方法是最自然而且安全的，因此，并没有冒任何风险。每次生病，我们都有机会仔细观察自己体内到底发生了什么事，仔细思考身体在做什么。这本书有许多章节，都是我在生病时写下来的。费伦教授则在多数的经络研究中充当“小白鼠”，多数实验中的照片都是由他自己担任主角的。

也因为“我们不是医生”的限制，我们有机会研发并推出这一套完全不需要医生资格就能做的保健手段和全新的健康观念。我们意外地发现，原来正确的观念比昂贵的药物和有风险的手术更能帮助患者消除疾病。

由于没有受过正统的医学教育，我们在思考疾病的成因时，完全没有任何框架，每个人用他原来学过的科学知识来建构自己的疾病模型。再经过一群不同技术背景的朋友共同讨论，我们就发展出这一套理论和观念。我们不敢说这就是真理，但是，许多朋友读过我们整理的文章后，都认为很有道理，也很符合逻辑。其中很多人身体力行地践行我们的一式三招及健康观念，身体健康的目的真的就这么实现了。

希望这本书能够带给更多的朋友健康快乐的人生，也给医学界带来一点改变，让更多的人思考医学的基本问题，建构更接近真理的医学模型。希望有朝一日现在困扰全世界的这些慢性病能够被全数消除。

在每一个人学会了正确使用自己身体的方法之后，睡眠成为最重要的健康手段，未来的医疗费用应该极为低廉。希望有一天慢性病的医疗服务不再是一种商业行为，而是社会最基本的公共设施，使这个世界上的每一个人都有能力和权利享用。

在掌握了使身体健康的方法之后，我就真正拥有完全不用担心疾病的自信，这种感觉真好。但愿您也能和我们一样拥有这份自信。

吴清忠

2005 年 8 月 15 日

新版手记[1]

它不是灵丹妙药，而是受用一生的养生宝典

2005年夏天，好友麦荔红女士发给我一封邮件。就像我在天南地北的其他朋友一样，她也喜欢与我分享自己认为有益、有趣的东西。这封邮件就是《人体使用手册》的网络版，据说已经在网上流传三年了。读这本书稿的最初感觉至今仍记忆犹新，我被它深深地迷住了。每一句话都像是响亮的警钟，重重撞击着我原有的生活观念。深奥而玄妙的传统中医保健理念，被从事人工智能研发的工程师作者以现代科技语言譬喻、阐释。一气呵成读下来，如醍醐灌顶，茅塞顿开，受益匪浅。于是我很快又把它群发给朋友、同事、亲人，同样带着单纯的热情与他人分享。很快，我收到亲友们的反馈，他们不约而同地表达了对作者观点的认同和赞叹，并表示要身体力行地“早睡早起”、一式三招。其中有几位朋友（也包括女作家陈染，她当时正是

1 指南方出版社2011年版。—编者注

身体欠佳的时候）向我表达了他们的“贪心”：“是你正在做的书吗？电脑上看不过瘾，希望书出来后送一本给我。”对于这本书，我最大的感受是改变了生活的观念，改变了生活方式，从而大大改善身体的健康状况。我开始滔滔不绝地与周围的人讨论书中的保健理念，同时也在寻找这本网络书稿的作者。除了“吴清忠”三个字，没有任何联系方式。但从字里行间作者常采用的例子“台北医院”，以及修辞用语的习惯，我判断这是一位台湾地区的作者。通过台湾的一位作家朋友，我得到了吴清忠先生的电子邮箱地址。于是，我给他发去第一封邮件，表达想出版这部书稿的恳切心情。此时，已经有六七家大陆出版公司联系上他了……

这就是《人体使用手册》在中国大陆出版的由来。它后来被誉为图书界“横空出世”“异军突起”的一匹“黑马”。也有人追问我是如何把这本书稿“抢到手”的。“抢”是不可能的事。当时与吴清忠先生素不相识，只是通过电邮老老实实地回答吴先生关于书稿在大陆出版的问题。从刚开始读这部书稿到联系上吴先生，再到讨论出版问题，并确定在花城出版社出版的两三个月间，我非常投入地身体力行，早睡、敲胆经、按摩心包经、细嚼慢咽……对所有书中涉及的日常保健方法一一实践。这时候季节已经到了秋天，我的身体发生了一些变化。譬如，有一天，我的左脚背冒起了一个又红又肿又痒的包，鞋都穿不进去了。吴先生告诉我，这是我认真执行一式三招的结果，体内的某些毒素正通过肺经排出来……

好的内容是一本好书的根本。内容的科学性、可行性则是一本实用类图书必须具备的素质，这一点，除了编辑身体力行的体验，行家的专业意见非常重要。所以，广泛征求意见是论证的第一步。这本书面向所有关注健康、注重生命质量的大众。作为繁忙都市中身心疲累的现代人日常自我保健调理的指南，它需要简便、明确、易懂、易学、易操作。一式三招是书中的核心，在出版过程中，其理论与方法也成为我们出版人员交流的话题，甚至延伸到身边的亲朋好友。可想而知，这样的热情，它就是星星之火，可以燎原。

与吴清忠先生签订出版合同时，信心已经倍增。我对当时的社长肖建国先生说，这样的书难得一遇，销售起码要过10万册才算成功，过不了5万册就算我们做砸了。肖社长半信半疑，但鼓励道："好啊，能过5万册我请你吃饭。"

终于可以出书了。又如何从出版社销售到读者终端？这几乎是所有出版社最为头疼的事情。在图书作为商品，虚假广告满天飞、鱼目混珠的年代，如何让一本好品质的书不至于"养在深闺人未识"？

这是一本关于健康的中医科普书，我们要以健康的方式去推广它。我一直坚持这样的观点：作者是写书的，出版社是做书的。所谓"做"，就是一本书从原稿到印成图书的脱胎换骨。坚持这样的出版理念，便有勇气更换美编，推翻已经三稿甚至四稿的装帧设计另起炉灶。并不需要豪华精装、大肆炒作。与作者一样，抱着一颗分享的心，亲切诚恳、温暖友好，有这样的态度，足矣。

2005年年底，首版2万册上市，它的姿态是低的、谦恭的，没有任何刻意或恶意的炒作。它最初不是书评家们追踪、媒体连篇累牍报道的焦点。作者说："我很珍惜这份上苍的赐予，更明白这不是我的私人财产，是上苍赐给所有人共有的。愿天下所有人都和我一样，充分拥有健康的自信。"出版者说："生命中最受用的礼物书，最值得推荐给亲朋好友。"

这份自信和从容来自书的品质。无论是作者还是出版者，都用心打造它，所期待的，就是与读者共享健康的福音。各部门同事、各路朋友、读者也纷纷参与互动，所以一版再版的过程中，也在不断纠错、完善。DVD版就是来自一位从事妇女工作的老同学的建议，她提醒我关注那些没有阅读习惯或时间的人群。

不到一年，这本书好评如潮，它成为中国大陆地区最为畅销的图书。从中国最大的两家网上书城的年终盘点，我们可以看到：《人体使用手册》稳居卓越网2006年中国图书销售排行榜总榜第一名，同时也是2006年中国新书年度销售榜第一名，并由网友票选而获年度人气图书大奖；而在当当网，同样位居2006年中国年度畅销图书非虚构类首席。同时，该书荣登新浪图书风云榜，获"科普佳作"奖、"优化生活特别贡献"奖等，都成了自然而然的事。进入2007年，它的销售势头依然十分强劲，累计印数已逾70万册；2009年年底，它入选"新中国60年最具影响力的600本书"；到了2010年，五年的出版合同期满时，它的销售印数已超过200万册，而且外文版权已被日本、韩国、越南、俄罗斯等国购买……加上同样畅销的中文繁体字版，还有非法的盗版，这本书已经使数百万人受益。

回想这五六年来，编辑部接到海内外无数读者来信、来电，甚至找上门来咨询，吴清忠先生为此专门开了博客答疑。而吴先生受邀到各地演讲、签售时读者们的巨大热情至今仍历历在目。记得有一年在深圳中心书城演讲签售，有位长者特地前来道谢，因为他认真地执行书中的养生理念，每天坚持一式三招，居然白发返黑。另一位女读者专门穿上三年前就穿不下的衣服来参加活动，因为敲胆经和按摩心包经，她虚胖症状消失，瘦了下来，而且她还用这些方法改善了患哮喘病的儿子的身体状况。还有一位青年读者不断提问，热情地向其他读者推荐《人体使用手册》。大概觉得自己说得太多，特意强调自己不是出版社或书店的人，绝不是“托儿”，令众人大笑……这些场面让我们很感动，知道了一式三招已深入人心。《人体使用手册》引导无数读者走出生活误区，把养生作为一种思考方式；它使许多人的生活习惯得以改变，从而重拾健康、拥有生活的信心。作者和编者何其欣慰啊！而且，近水楼台先得月，由于有机会常向吴先生请教，同事们也学到不少保健养生方法。当时跟我一起做这本书的小颜编辑，她原本身体状况不太好，做这本书的期间她经历了怀孕和孩子健康出生、成长的过程。同样地，我的健康意识也不断增强，按照书中方法调整作息习惯、生活态度，体质越来越好。做这本书，能够惠己惠亲友，真是深深地感恩。

转眼间，《人体使用手册》已出版六年了。这本书因为电子版、简体字版、繁体字版、盗版及各类跟风现象，已经算是家喻户晓。大浪淘沙，许多当初跟风搭便车的伪劣“养生书”及“养生专家”也已成为过眼云烟。而《人体使用手册》由于所倡导的保健方式不费金钱，又行之有效，是以通俗易懂的道理改变现代人的健康观念，所以它至今仍在图书榜上居高不下，成为保健养生类图书当之无愧的“领头羊”。它没有什么偏方、秘方、奇方，也没有什么灵丹妙药，却具有现代人能够理解的科学理念，它为中医现代化、科学化提供了很有价值的启发，对于年轻而繁忙的都市白领更有健康指导的作用。因此，多家出版公司再次联系作者，提出专门针对现代都市办公室人群的出版方案，这就是新版《人体使用手册》的缘起。

由于某些原因，吴先生没有与原出版单位续约，这是一件憾事。而受他的委托及张乃刚先生的邀请，我个人再次为《人体使用手册》的出版做策划。非常感谢他们的信任。

真诚和无私的分享是《人体使用手册》重要的生命力。衷心祝愿天下人拥有健康的自信，提升自己的生活品质。

林宋瑜

2011年中秋节于广州